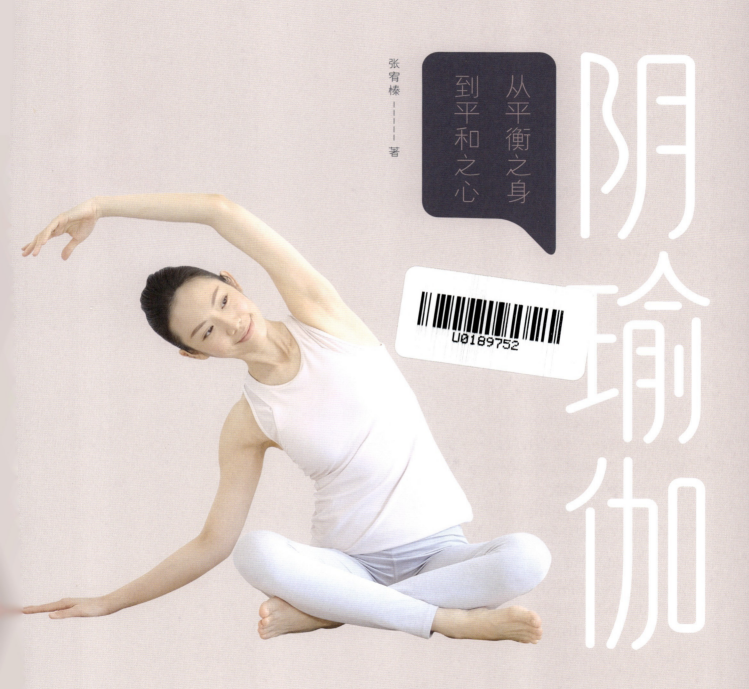

张宥榛 ----- 著

从平衡之身
到平和之心

阴瑜伽

中国轻工业出版社

图书在版编目（CIP）数据

阴瑜伽：从平衡之身到平和之心 / 张宥榛著. —
北京：中国轻工业出版社，2022.10
　　ISBN 978-7-5184-4034-4

　　Ⅰ.①阴…　Ⅱ.①张…　Ⅲ.①瑜伽—基本知识
Ⅳ.①R161.1

　　中国版本图书馆CIP数据核字（2022）第103220号

版权声明：

本书由四块玉文创有限公司授权出版

策划编辑：王　玲

责任编辑：王　玲　　　责任终审：李建华　　封面设计：董　雪
版式设计：锋尚设计　　责任校对：朱燕春　　责任监印：张京华

出版发行：中国轻工业出版社（北京东长安街6号，邮编：100740）

印　　刷：北京博海升彩色印刷有限公司

经　　销：各地新华书店

版　　次：2022年10月第1版第1次印刷

开　　本：889×1194　1/20　印张：15

字　　数：200千字

书　　号：ISBN 978-7-5184-4034-4　定价：88.00元

邮购电话：010-65241695

发行电话：010-85119835　传真：85113293

网　　址：http://www.chlip.com.cn

Email：club@chlip.com.cn

如发现图书残缺请与我社邮购联系调换

211270S6X101ZYW

每个当下都是最好的安排

我们人生的目的不在于变得完美，而是回归完整。——（加拿大）伯尼·克拉克

我正式的瑜伽旅程，是从一堂热瑜伽课开始的。整堂课手脚不听使唤，颤抖得厉害，呼吸也越来越急促、困难，有些动作连勉强完成都很困难。高温之下，全身像泡在汗水中，时刻有想奔出教室的冲动，直到感觉无比漫长的一小时课程接近尾声，在满身热汗、全身疲软中进入大休息式。身体完全静止下来之后，沉重的呼吸、飞快的心跳，还有全身热血奔流的"声音"变得好明显，一次次的奋力呼吸和心跳，好像在不断提醒着自己"还活着，真好！"最后，在黑暗的教室中，身体慢慢静了下来，心也感受到全然平静的宝贵片刻。

这堂课，成为了我一生难忘的珍贵时刻。回头再看，好似当时生活里的一声警钟，敲醒了我，提醒了好多被自己遗忘的、生命中单纯的美好。我怎么会对陪伴了自己二十八年的身体如此陌生？随着高温以及瑜伽体式流出的不只是汗水，还有好多身心当中的堆积物也一下子被翻搅出来，让我惊觉自己忽略了生命最重要的本质，也就是健康的身心。

记得十三岁前，人生中只有读书、考试，体育课是生活中喘息的花园。我跟随父亲学习跆拳道，算是个喜爱活动身体、喜欢运动的孩子。高中开始到外地念书，整天忙的都是探索外在世界、追逐梦想和目标，一晃十五年，累积出今天这个站在瑜伽垫上、身心都生锈、僵硬的自己。这堂课是我这辈子瑜伽旅程的起点，也是一直在内心充满好多感谢的转折点。

其实，非正式的瑜伽旅程更早一年就开始了。我和在同一个城市工作却没什么时间见面的老友，为了下班后能见面聊天，顺便运动，一起报名参加了社区大学的瑜伽课程。但对于当时的练习，身心并没有太多的感受，更没想过自己会踏上瑜伽分享之路。所以，在

开始瑜伽教学之后，回顾这段瑜伽练习的萌芽期，才意识到也是瑜伽教学路上不同的养分，明白当时机成熟的时候，学生准备好了，生命中的老师自然会出现；同样的，当一个老师准备好的时候，学生自然也会出现。这也是瑜伽教会我最多的，让我懂得，每个当下都是最好的安排。

在这堂热瑜伽课之后，我开始了规律的瑜伽练习，并且多方尝试各种不同类型及派别，很幸运的是在正式瑜伽旅程的开始阶段就接触了阴瑜伽。练习初期，急于想让身体快点变强壮，所以非常密集地上课，而且多选择强度较高的进阶课程与热瑜伽，想让身体"快点进步"。几个月下来，身体一直处于酸痛、疲劳状态，甚至有中暑脱水的情况，不仅感觉无法放松，体式的进步也停滞不前。

直到后来，我发现这种疲累感常常在一堂阴瑜伽练习后减轻许多，而且有身心充电、压力释放的感觉。就这样动静交错练习一阵子后，原本"卡关"的动态体式，居然开始有显著的进步，我才慢慢了解自己身心的节奏。原来心太急了，身体跟不上心的期望；而让身体慢下来之后，心也能跟着平静下来，聆听身体真正的声音，让每堂课成为调整自己身心平衡的独特配方。虽然大多数时间需要力量锻炼来流汗舒压（阳），但有时候需要的是较为静态的放松、舒展与修复、平衡（阴），让自我觉察成为瑜伽练习的主线，而不是一个接着一个期望达成的目标，或是需要"破关"的体式练习。

在瑜伽练习爆炸性流行的这个时期，阴瑜伽是近二十年来西方练习者总结出来的一种练习形式，与当时大部分针对柔软度及肌耐力强化的较为动态、阳性的练习不同，阴瑜伽相对较为静态、柔和，能够平衡过于阳刚的动态练习后所造成的不平衡。在我开始自己的瑜伽旅程的初期，阴瑜伽刚开始在各大瑜伽会馆兴起，很多老师对阴瑜伽的教学也还在摸索当中，造成不同老师所分享的练习方式有非常大的差异，甚至出现一种"强烈的拉筋伸展就是阴瑜伽"的说法，甚至有完全冲突的引导指令及理论，让我对"阴瑜伽到底是什么？"产生了很大的疑问及好奇，进而开始对阴瑜伽（Yin Yoga）这个名词做了很多的搜寻。在所有能接触到的资讯中，影响我最深的是伯尼·克拉克（Bernie Clark）老师，以及他所著作的阴瑜伽书籍《阴瑜伽完全指南（*The Complete Guide To Yin Yoga*）》。他青出于蓝地给他的老师、阴瑜伽练习的创始人保罗·格里利（Paul Grilley）所提出的阴瑜伽概念，以更系统并辅以科学佐证的方式，整理出完整的阴瑜伽理论及练习方式。在阴瑜伽缓慢的步调中，学习放下力量而非锻炼力量，学习接纳而非改变，在向内安静"观看"的过程中，慢慢培养出觉察身心状态的能力。

在最初几年的瑜伽练习当中，除了发现自己对身体真实感受的长时间漠视之外，也看见自己把瑜伽垫外追求完美的性格以及隐藏的比较心态带到了瑜伽垫上。在练习当中，心里经常会升起许多对自己不满的感受，常不自觉地自己和自己比较，甚至拿自己和他人比较。这些惯性的思考模式与爱比较的价值观，在持续的瑜伽练习中，逐渐像浮出水面的气泡一样一个个破裂，在心湖里泛起涟漪，让我看见它们的存在，练习去包容、去接受所有这些所谓不好的、不完美的负面感受。在阴瑜伽的练习中，我看见了无时无刻、每个瞬间都在改变的自己。如何去比较？每个人都如此不同，都是血肉之躯，都有七情六欲，都活在自己的世界里。又何必比较？所有的比较不仅是自我为难，还是对时间及能量的浪费。阴瑜伽帮助我将这种比较之心转化为对世间万物的欣赏，能欣赏与珍惜自己与他人所拥有的独特之处，尊重所有的相同与不同，包括所有身而为人都会有的无知及疑惑，以及对平静、喜悦与真知的追求。学会看见每个当下都是完整生命的一部分。

在瑜伽旅程开始之前，我抱着身而为人都会有的疑问及挫折，在顺从及逆反之间挣扎碰撞，身心中的不适及压力逐渐累积并且相互叠加，过了一段连呼吸都感觉困难的人生。直到遇见了瑜伽，像是一张友善的人生路线图，一步步指引自己来到了一个能够敞开心扉、自在呼吸的地方。一直以来，非常感谢那位带我踏进第一堂热瑜伽课的朋友。相信有很多踏上瑜伽垫就一辈子离不开的人都有这么一位朋友，真是几世修来的缘分。因为当初并未预料到瑜伽垫上的练习能向生活中延伸，让我找回真实的自己，所以我祈愿能在不断的练习及教学分享中将这份意外收获分享给更多的人，让更多人踏上美好的瑜伽旅程。

　　着手撰写这本书，献给所有正在瑜伽旅程中或准备踏上旅程的伙伴，献给每一位我无法时时陪伴在身边的家人与朋友。真心希望书中的分享，能让大家对瑜伽有更多的认识和理解。瑜伽练习的好处，踏上瑜伽垫就会知道。

　　由衷感谢让这本书顺利出生的每一双手和每一颗心以及正在阅读的你。

　　祈愿所爱：照料自身、平静安康。

Jade C. （张宥榛）

目录

CHAPTER

03

阴瑜伽体式

CHAPTER
04

瑜伽练习与十二经络

01

认识阴瑜伽

阴阳平衡

所有的能量都一定有两极，阴阳、正负、动静、好坏、冷热……，有阴就有阳，阴阳相生且互补，就如同白天与黑夜、太阳与月亮。阳为动，阴为静，阴阳的平衡，就如同高速转动的陀螺或车轮有稳定不动的轴心。海面的波涛为阳，海底的平静为阴，但两者实为一体。主动吸气为阳，被动吐气为阴，吸气接着吐气，吐气接续着吸气，同时呼吸系统的循环在每个细胞间不断交换能量，表现出阴阳融合、密不可分，此消彼长、互相牵动的状态。

在瑜伽的理论中，人体有三条重要的气脉，分别是左脉（也称为阴脉、月脉、惰性的能量）、右脉（也称为阳脉、日脉、变性的能量）和中脉（阴阳平衡、日月平衡、中道的悦性能量），而所有瑜伽体式的练习，统称为哈达瑜伽（Hatha Yoga，ha为太阳、阳性的能量，tha为月亮、阴性的能量，yoga为日月结合、合一的能量），强调的就是两极能量的互补、融合、平衡、合一，不偏向左脉，也不偏向右脉，而是往中脉融合，也就是阴阳平衡、动静平衡。例如：通过各种瑜伽体式锻炼按摩身体时，会有伸展拉长与收缩挤压的过程，想要加深舒展就需要相对收缩更多的空间；想要挤压按摩得更深入，也必须创造相对延伸拉长的空间。肌力的锻炼为阳，骨骼关节空间的展开为阴，放松关节空间时必须先放下力量，关节活动空间松开后，也会相对有更集中的力量与更有弹性的活动空间。对所有事物的包容接纳为阴，积极改变为阳，所以静观（正念）是属于阴性，专注（集中精神）是属于阳性，而当阴阳能量平衡流动时，会处于既放松又专注觉察的平衡状态里。

在生活中，朝着理想奋力前进的努力是阳，了解目前自己所处的位置及确切前进的方向是阴，若有了明确的目标及计划却不努力（阴盛阳衰），或是埋头苦干却不清楚现在所在的位置以及前进的方向（阳盛阴衰），就会失衡；但如果能不断努力，同时也清楚自己现在的位置及前进的方向，就能有最（阴阳）平衡和谐的能量。我们需要太阳一般的能量，让我们能不断地精进锻炼，也需要月亮一般的能量，让我们能有清晰的方向，并同时能不执着于努力的结果；在努力追求（阳）真知的过程，我们必须要承认及面对（阴）自己的无知，才能学习更多；在积极努力练习（阳）平静心灵的同时，也要包容及接纳（阴）所有的心灵起伏，我们才能达到最终的安宁、祥和。

阴瑜伽的历史

现代阴瑜伽练习的形成，与近百年印度瑜伽流传到西方之后的转变有关。瑜伽练习会受到各地生活习惯、风土人情、气候环境、文化及价值观念等外在因素的影响，自然形成不同的瑜伽练习方式。

不论是传统瑜伽练习中的哈达，或是中国文化中的阴阳，都是人类经过经验的累积总结出来的与自然和谐共生共存的生命智慧。但纵观人类历史，从来都不是在和谐中创造和谐，而是在许多痛苦挣扎以及暴力之中追求和平，眼睛看见的外在事物不一定是真实，内心更是常常被太多想法、情绪所占据，有限又复杂的大脑无法相信意识的纯净及无限。

当东方的瑜伽文化流传到西方，从瑜伽由身入心亦可由心入身的练习中，东西方对于身心照料的方式及文化出现了融合及碰撞，出现了强力瑜伽（Power Yoga）、比克拉姆瑜伽（Bikram Yoga）、流瑜伽（Vinyasa Flow Yoga）、修复瑜伽（Restorative Yoga）、阴瑜伽（Yin Yoga）等在传统基础上有所创新的瑜伽练习方式，阴瑜伽就是在近代瑜伽潮流的波动当中自然形成的一股平衡能量。

阴瑜伽（Yin Yoga）这个名称，是从道瑜伽（Taoist Yoga）演变而来的。阴瑜伽练习的创始人保罗·格里利（Paul Grilley）先生在20世纪70年代末期开始学习解剖学时，初次接触了瑜伽。80年代初开始教授瑜伽课程，保罗的教学很自然地将解剖学知识和瑜伽体式教学相融合。80年代末期，保罗遇见了他的阴瑜伽启蒙老师保利·津克（Paulie Zink），被保利优雅的身段以及惊人的柔软度所吸引，进而跟随保利学习他所教授的道瑜伽。保利的教学融合了他从小学习瑜伽以及各类武术的底蕴，以及中国道教的精神，自创了道瑜伽。刚柔并济的练习中有许多阳的元素，而其中阴的层面，即每个体式会停留一段相当长的时间，特别吸引保罗的关注。他开始在自己的瑜伽练习及教学中融入现代阴瑜伽练习的雏形。有别于当时流行的较阳刚的练习方式，一个动作在沉静中停留一段时间，为静心冥想创造了条件。不以锻炼肌肉力量或柔软度为出发点的练习，在许多长期练习阳瑜伽或是身心较为紧绷的初学者身上得到了回响，逐渐演化成一种流行的练习方式。同时期还出现了和阴瑜伽非常类似的修复瑜伽（Restorative Yoga），主要是借助辅具支撑身体，在温和放松、不追求深度伸展及锻炼的体式之间，停留5～20分钟或更长的一段时间，进入深层放松与修复身心状态。修复瑜伽和阴瑜伽共有许多类似的元素，这种静身也净心的练习方式，属于哈达瑜伽中"达"（tha／月亮／阴／静）的部分，是为平衡阳性练习的不足而自然演化出的练习方式，完善了现代的瑜伽练习。

阴瑜伽的理论

控制以及改变为阳，包容与接纳为阴；肌肉为阳，筋膜、骨骼为阴。在努力控制及改变后，自然会有更多的包容与接纳；而在如实的包容与接纳之后，自然带来了改变及控制、调整的空间。如同肌肉强壮就能更好地活动筋骨，筋骨柔软也能更好地使用力量，就是阴阳和谐的状态，就是所有瑜伽练习的方向。

●	这是阴	我们认为的坏事	阴组织（结缔组织、筋膜、骨骼、肌腱、韧带等）	包容与接纳
○	这是阳	我们认为的好事	阳组织（肌肉、脏器、皮肤等）	控制及改变
☯	阳中有阴	好事中总有坏的一面	肌肉连接着肌腱、韧带、骨骼等	控制及改变当中能带来包容与接纳的空间
☯	阴中有阳	坏事中总有好的一面	结缔组织包覆着肌肉、脏器等	包容与接纳能带来改变及控制、调整的空间
☯	阴阳和谐	这就是生活	完整的人体	哈达瑜伽和阴阳瑜伽

动态的阳瑜伽练习，是针对身体中能够通过意志控制的肌肉组织（阳组织）做锻炼，用控制及改变的能量去活化阳组织，锻炼肌肉的力量及柔韧度，增加身体的活力。

肌肉锻炼需要一定密度的练习，才能增进或维持肌力。肌肉如果在两周到一个月内停止活动或锻炼的话，就会开始退化或萎缩。例如旧式的医疗观念对骨折的治疗方式，是打上石膏让伤肢固定不动，以加速断骨的愈合。但因为长时间无法活动，周边肌肉筋膜萎缩、伤处疤痕组织挛缩，反而失去原有的力量及活动空间，造成后续所需的康复时间反而更漫长。

基于这些经验，如今对骨折的治疗倾向于将断骨接合固定后，伤口不出血时即开始慢慢地活动，加速伤处的循环及愈合，同时维持肌力（阳）以及保留关节的活动空间（阴），是让阴阳能量能更平衡的治疗方式。

静态的阴瑜伽练习，是针对身体当中无法通过意志控制的结缔组织（阴组织）做锻炼，在缓慢移动甚至几乎静止的体式中，用包容与接纳的能量来滋养身心，在"静观"过程中如实拥抱所有感受，感受身心不断变化的过程，感受何处有过多压力或紧绷，并且练习有觉察地放松，创造能量能够顺畅流动、身心得到更多修复以及整体协调的空间。

除了随着岁月而老化的自然机制，人体的各种组织都需要适当的刺激与压力，才能循环代谢以及强化成长。压力太小或全无压力时（过多的阴），身体组织会因无用而萎缩或弱化。

人体的肌肉就是如此用进废退，就像太空人在无重力的外太空（没有大气压力及地心引力）住上一段时间后，肌肉会慢慢萎缩，骨密度会减少许多，所以在太空中必须保持适当锻炼，回到地球上也需要一段恢复及适应期。另一方面，如果让身体长时间处于高压与刺激中（太多的阳），会提早疲乏或老化，就像运动员为了追求极致的体能表现，经常过度使用身体会造成透支。

另一个生活中的实例是，有位父亲从年轻时就有吃槟榔的习惯，而且每天咀嚼槟榔的数量相当可观。他的女儿很担心父亲的槟榔瘾可能会造成严重口腔疾病，便和父亲打赌，如果她这学期能得第一名的话，希望父亲能把槟榔戒除。这位父亲理解女

儿的心意，同意了这个约定，没想到女儿真的得了第一名！

父亲开心之余，即刻宣布从当天开始就再也不吃槟榔了！并且真的信守诺言没有再吃。但没想到过了几周之后，有意外的情况出现，就是父亲的牙齿开始松动并且脱落。牙医解释，可能是因为牙齿和牙床已经习惯长年天天咀嚼槟榔的强力咬合，一夜之间戒掉这个习惯后，原本每天给牙齿和牙床的压力瞬间消失，造成牙龈急速萎缩，牙齿开始逐渐松动并脱落。最后，医师建议用循序渐进的方式戒除槟榔，逐渐把每天吃槟榔的时间和数量减少，让组织可以有适应压力变化的缓冲时间。

这些实际的例子都在告诉我们，身体组织都必须维持适当锻炼，给予适度的压力，才能保持健康活力。若长期压力过多、过少或剧烈变化，身体都会诚实地反映出这些失衡的能量。要如何施加适当压力，活化各种不同性质的身体组织，创造整体平衡空间，需要在不断的练习当中持续关注与调整。

阴瑜伽练习安静向内观察探索的过程，是一种从微观中综观，再从综观中看见细微的过程。老天赋予我们灵活、自由的身体，让我们探索世界，但我们有时候却忽略了，静静观看内在美好能量的流动，就能发现我们与外在世界实为一体。

阴瑜伽每个动作的停留，都是可以和身心好好独处、敞开心扉对话的时间，练习慢慢走进身心里不同层次的空间，会发现内在其实就是一个完整的小宇宙。就像走进一座花园感受鸟语花香，走进山中感受空气的清爽，漫步海岸感受大海的辽阔，就是很简单地去观看、去感受内在的自然状态，呼吸

像轻柔的微风吹拂，骨骼关节层叠出山一样的稳定身形，血液在身体里的脉动像充满活力的小溪，意识中出现的想法、情绪如各种形状的浮云……如实看待每个当下，就能在细微之中看见生命的奥妙。

通过静观，我们能和美好的内在小宇宙保持联结。这种安静的观察本身就是一种过程与目的，即为正念的练习，让我们能够如实地活在每个当下，进而有能力做出充满觉察的选择，而这些选择就形成我们和万事万物联结的方式。

探索内在小宇宙其实就如同探索了全宇宙，爱自己的所有就如同爱所有的存在，让我们不一定要远行，也不一定要离开身处之地，都能随时拥有安静独处的内在空间，享受每个当下的人生深度之旅，看见生命完整的风景。

●舒展阴组织

阴瑜伽也有"关节瑜伽"之称，相对于阳瑜伽多为肌力的提升，阴瑜伽对关节及筋膜（结缔组织）有很好的活化及保养作用。结缔组织遍布身体各处，如软骨、肌腱、韧带、筋膜、脂肪、血液、淋巴等，都属于广义的结缔组织，负责将身体各部分连接固定在一起，形成人体架构，并负责传导信息以及传送物质到全身各处。

结缔组织以各种紧密排列或松散连接的状态遍布全身，主要成分都是由蛋白质（胶原蛋白、弹力蛋白等）组成。其中含水量的差异使结缔组织可以如骨骼般坚硬，也可以像脂肪一样柔软而具多

样性。阴瑜伽练习特别有助于结缔组织中的肌筋膜以及与其相连的肌腱、韧带、关节囊、软骨、骨骼关节的活化与舒展，创造全身肌筋膜张力均匀的空间，保持关节深度活动空间的稳定。

早年人们以人体解剖为理解人体内部状态的基础，形成了肌肉与骨骼、关节结合的杠杆作用产生人体各种动作的理论，例如我们要将伸直的手肘弯曲时，需要二头肌的收缩、三头肌的放松延长，才能带动肘关节活动。但近年对于筋膜组织的研究，让原本应用已久的肌肉骨骼人体力学理论有了一些"恍然大悟"的发现！早年的人体解剖中，割除了许多看似填充于皮肤、肌肉、骨骼、脏器间的筋膜组织。这些拥有特定方向性及延展性并且层层包裹、遍行全身的筋膜经线，对人体动作的产生，其实是和肌肉及骨骼同等重要的存在！活生生的充满生命能量的人体中，若没有这些筋膜网的连接与支持，单纯只有肌肉骨骼的话，人体的动作是无法形成的。

目前的研究也已经证实，密布全身的筋膜网络，可以说是人体除了皮肤之外最大的感觉器官。这张网络不仅表现出因应身体动作的方向性及连续性，更充满着各种感觉接收器，整合着各种能量的平衡。正常健康的筋膜网络，在显微镜下，其中的胶原蛋白组织纹理较有方向性及规则性，而卧床三周之后，观察相同区域，胶原蛋白组织纹理变得较为杂乱交错。

从这个实验可知，若坚持活动身体，筋膜网络会顺应压力或动作方向性，形成张力及弹性都较为均匀的整体空间，其中的能量流动及传递也较为顺

畅；反之，若身体不动，筋膜缺乏方向性或规则性的交叠，会让筋膜粘连，失去均匀的张力及弹性，变得较为紧绷或僵硬！

阴瑜伽正是针对结缔组织进行按摩，让筋膜网络顺应动作而保持均匀延伸的纹理，让各种能量能更流畅地传递。同时，感受身心的静观过程则是对于感知及意志的锻炼，能提升本体感觉（proprioception，肌肉运动知觉），以及与我们的情绪、行为层面相关的内感受（interoception，身体内部知觉）的细致度，也就是我们越练习观察及感觉，就越容易觉察到内在的真实感受！

这些说法都属于学术上为了便于说明及理解所做的分类，实际上，人体当中能用意志控制的部分与无法用意志控制的部分，其实都紧密相连、环环相扣。例如肌束纤维被筋膜层层包覆，而肌肉、肌腱、韧带以至与骨骼的连接，实际上并没有明确的区分线，就如同阴阳的能量一样，并非对立或两极，而是互补与融合。

阴、阳瑜伽的练习，能够帮助我们提升觉察与平衡的层次。虽然筋膜不像肌肉那样能受我们意识的控制，但身心的每一个动作所引发的能量波动都直接地传遍全身，当然也影响着遍布全身的肌筋膜网络，即使再细微的动作，也会牵一发而动全身。

例如，经常低头玩手机，身体停留在弯腰、驼背又乌龟颈的姿势间，会造成颈椎变形、背部肌筋膜因长期拉伸变得僵硬、紧绷甚至增厚，压迫胸腹腔空间，让呼吸受阻，各器官也失去舒适运作的正位空间；或是心情常处于紧张的备战状态中，身体会分泌各种压力激素，让我们能准备冲刺迎战或是转身逃跑，而这些成分会让筋膜层紧缩，不自觉地出现紧握拳头或含胸耸肩的动作，长期下来就形成了含胸驼背的身体外形。

这些身体紧绷或心情紧绷的动作，都会让体内能量无法保持良好输送及传导，破坏体内各种系统维持恒定机制，而瑜伽练习通过好好舒展身心，能帮助我们平衡及释放各种紧绷压力。

科技日新月异，各种先进仪器能让我们一窥人体奥妙，各种研究数据能佐证瑜伽练习为身心带来的好处，但身心小宇宙就如同大宇宙一样，还有太多无法被研究解读或用实验证明的部分。人体内的所有存在，都一定有其原因并且相互依存，瑜伽练习能帮助我们直观内在空间，帮助我们认识完整生命的本源。

阴阳是两极也是对比，外在世界中语言和行动为阳、思想情绪为阴，而内在世界里思想情绪为阳、静观冥想为阴。阴瑜伽的练习，主要是通过深层按摩舒展阴组织，先学习将身体放松、静止下来，再通过持续的静观，练习去看见，所有身体的动作及感受都源自于内在心情的变化，而这股放松、平静的觉察能量，能帮助我们让心情也放松、平静下来，在越来越安静的内在空间中，更深入地直观内在思想及情绪的来源，并运用各种冥想练习，消除让能量阻塞的情绪及想法，好好舒展我们"心中的阴组织"，解开各种心结，让内在所有能量都能顺畅流动，我们外在的行动语言很自然地就会表达出内在的宁静喜悦。

◗阴瑜伽练习的特点

在开始阴瑜伽的内在探索之前，我们先介绍一下阴瑜伽练习的特点。

◆ 长时间停留

为顺应身体肌筋膜及骨骼等阴组织接受压力所需的作用时间，每个阴瑜伽动作会停留3～5分钟或更长一点的时间，让我们能仔细感受内在空间整体的张力等，感受体式正在帮助我们按摩哪些部位、哪些部分正在接受挤压并收缩或延展拉长、哪些部位能感受到随地心引力下沉所带来的放松感、呼吸在体式中流动的过程如何帮助身体更深入地放松及觉察，还可以练习感受关节在身体当中的位置与其在体式中的活动范围及空间等，在较为充足的一段时间中，让体式中按摩阴组织的能量渗透进身体，也让我们意识的觉察之光能照进内在更深的层次当中。

◆ 缓慢与稳定

在缓慢并且稳定的体式及呼吸间，通过如实地体会及感受身体，练习理解及接纳身体真实的状态和需要，将专注力集中在如实感受（而非改变及控制）的过程中，减少不需要的能量消耗，主动放下力量和紧绷，被动地通过时间、地心引力及辅具的帮助，通过缓慢移动及调整，让动作按摩的力度慢慢由小变大，达到深层的边界后，持续保持静止与稳定。

◆ 深度冥想

在阴瑜伽安静的肢体空间中，我们更能感受内在精微能量的流动，练习让专注力持续集中于身体内部，如实感受生命的自然流动，运用阴瑜伽体式逐渐按摩放松身体中气结阻塞之处，慢慢松开内在的紧绷，感受细致、绵长的呼吸能量，持续由内而外按摩身心空间。

阴瑜伽的
基础知识

阴瑜伽
的练习方式

◑ 开启全面的觉察

阴瑜伽是一种慢动的练习，在肢体的静止中感受能量的流动，与阳瑜伽互补，在动态中带动能量的循环，也不同于单纯静坐冥想一般的静态。

当我们随着呼吸，完成每个阴瑜伽体式练习前的准备、进入体式停留、离开体式、体式后的观察及反向平衡动作、再衔接下一个体式，或是结束体式回到日常生活中，每个阶段都是能将专注力及觉察力不断延伸、扩张的重要练习。

为了维持生命，我们每天都需要进食，而对于进食的整个过程，经常出于惯性而忽略全面的觉察。现代人注重吃得饱、吃得健康美味……满足了味蕾或营养上的需求。但是否想过，端上桌的食物从何而来？进食时抱着何种心态？食物在什么样的身心状态中被消化吸收？从食物中所汲取的营养转化成什么样的能量？是活出对食物的感恩、感谢，选择贴近自然的生活？还是满足一个接着一个永无止境的欲望及需求？

进食就和我们的呼吸一样，都是生命中重要的组成部分，就像人体中每个微小的细胞都是生命的展现。在阴瑜伽的练习中，我们通过让自己安静下来，好好去感受"生命的本质是什么？生命中重要的事到底是什么？"阴瑜伽是一个让我们在体式中感受生命整体脉络的练习，也让我们在纵观生命的奇妙与珍贵的同时，在生活中每个当下，活出生命宏伟的本质。

◑ 阴瑜伽练习前中后

接下来，我们将分成主要的五个阶段，来进行阴瑜伽体式的练习。

Stage 1 阴瑜伽体式前	适当的热身及身心空间观察
Stage 2 进入阴瑜伽体式	开始由动转静，关节顺位进入阴瑜伽体式
Stage 3 阴瑜伽体式中	◆ 拥抱当下的稳定 ◆ 贴近动作边界 ◆ 如实静观觉察
Stage 4 离开阴瑜伽体式	延伸觉察能量，重启身体活动
Stage 5 阴瑜伽体式后	持续感受身心状态，并进行反向平衡体式

在每个阶段中，练习保持连续不断的注意力，帮助我们开启更全面且深入的觉察，延伸到瑜伽垫外的生活中，体验生命的珍贵。

Stage1

阴瑜伽体式前

开始阴瑜伽体式的练习前，不论是自我练习还是一堂正式课程，都应该有适当的热身活动。借助较为阳性的热身动作，轻松地活动各个主要关节，不仅能够让专注力更容易回归身心，也可以帮助我们先感受整个身心空间在即将通过阴瑜伽体式放松按摩前的状态，并且能适当提升一些体温，有助于各种组织能更容易地放松、延展。

热身动作的选择，可针对局部，也可全身性整体活动，在"热身与反向平衡动作"中有详细说明。

Stage2

进入阴瑜伽体式

接着，准备从动态的热身慢慢转入静态的观察里。阴瑜伽多为贴近地面的动作，在深入每个体式前，必须如同阳瑜伽练习一样，先引导主要活动关节进入稳定的顺位角度，创建稳定的"地基"后，再进入阴瑜伽体式循序渐进的按摩过程里。例如毛毛虫式（动作外形如同阳瑜伽的坐姿前弯式），需先靠力量或辅具的帮助，将骨盆调整至不后倾的正位，让脊柱能有随呼吸自然延伸、不驼背的空间后，再从髋关节处开始将骨盆慢慢前倾，展开髋部

空间，也让脊椎能平均舒展，逐渐带入阴瑜伽深度感受及按摩的过程中。

Stage3

阴瑜伽体式中

准备好进入阴瑜伽体式的顺位角度后，开始练习，在一段充足的时间中，在体式间拥抱放松和稳定的力量，一步步贴近动作深层的边界（极限），并且通过持续细心体会和感受，逐步创造身心平静、平衡的空间。

◆ 拥抱当下的稳定

有别于阳瑜伽动态的练习需要许多身体的力量以及专注的控制，阴瑜伽的重点在于空间的观察及创造，主动控制的元素较少，被动接纳、调整的元素较多。

进入阴瑜伽体式后，持续练习深入每个瞬间，专注感受帮助按摩力道慢慢加深的三大元素：地心引力、呼吸以及时间，当我们能和这三股存在于每个瞬间的能量保持连接时，就能开启更深层的觉察，深入身心更深入的层面，创造内在能量能自在流动的空间。

感受地心引力

身体的任何动作，都是在对抗地心引力之下进行的。从胎儿时期漂浮在妈妈的子宫中开始，人就已经受到重力影响。人体通过对抗地心引力，才能有直立活动的姿势，而动态瑜伽

的练习，也是在各种不同姿势中对抗重力从而锻炼肌肉，让我们能有支撑自身体重并且灵活移动的力量。

阴瑜伽让我们练习随生命之流，将在上一个阴瑜伽体式准备阶段中引导关节进入正位的力量慢慢放下，练习感觉身体的重量在体式中逐渐放松、下沉，只留下动作间必要的力量，包括我们的呼吸、调整动作逐渐加深的移动以及既放松又专注的觉察力，把不需要的力量或紧绷放下，接纳地心引力成为加深动作按摩力道的能量。

感受自在呼吸

通过阴瑜伽体式，我们开始将专注的觉察力转向身心内部，在安静的空间中感受动作带给身体的按摩，接着可以更进一步地将觉察力延伸到每一个呼吸之间，练习觉察更深层的按摩，就是用心体会呼吸，当觉察力与呼吸结合，呼吸会变得柔顺缓慢，每次吐纳的膨胀、收缩，成为一股由内而外按摩身心的能量！即所谓的"以心领息"，让意念专注地引领呼吸，就能"意到气到""气随心转"，当我们随着体式逐一觉察身体每个角落，气息能量也同时跟随着觉察力走遍全身，进而能够"以息领身"，让充满觉察并且深缓的呼吸引导内在精微能量更顺畅、和谐地流动。至于如何才能有更圆满的呼吸，将在接下来的章节中详尽分享。

感受时间流动

在进入阴瑜伽体式的静观停留中，我们慢慢呼吸、慢慢移动、慢慢"品尝"动作的"滋味"，深入体会内在空间里所有的感受，感受在体式当中，身体本身的重量、呼吸、时间让加深按摩的各种能量层层深入、由少变多、由浅变深，让身心回归平静、平衡。

◆ 贴近动作边界

就像坐按摩椅可以调整椅子的按摩强度一样，阴瑜伽是自我按摩身心的练习，要学习去调整及拿捏循序渐进的按摩强度，直到贴近动作的边界。主要的边界有两种，一是指感受程度的边界，二是指最大活动范围的边界。

感受程度的边界

禅修或静坐冥想的练习，常借助感受呼吸或数息来作为专注力集中的方向，例如从一到十数十个呼吸；而在阴瑜伽体式间的静观冥想中，我们的专注力是集中在体式带给身体的感觉当中，如果一个最深的按摩感受是十分的话，我们借助将心专注于每一分的感觉里，逐一仔细观察这些感受在身体当中确切的位置以及变化，一分接着一分地观察，让我们的专注力因此能集中并且延伸到内在空间当中，慢慢加深按摩的力道，直到贴近一个感觉深层但不超过身体负荷的最大值，也就是十分的边界（极限），让能量能顺流其中，调整全身整体张力至舒适、均衡。

每个人在按摩中对各种感觉的接受度都不同，要尽可能将觉察力延伸到所有细微的变化中。最好的方式就是缓慢，缓慢地移动进出体式、缓慢地呼吸，以时间换取深入观察及调整的空间，让我们能体会（接纳）身体的每一分感觉，一点一点地感受，自然地贴近边界。

中医有句话叫："通则不痛，痛则不通"，意指能量顺畅流动的部位在按摩时通常不会有太过强烈的疼痛感，但因气结阻塞不通的部分在按摩时通常伴随有释放压力、舒通筋结时较为明显的酸麻胀痛感，若是触碰到的是身体长年累积下来的顽固紧绷或陈年僵硬时，一定会有不太舒服或难以忍受的感觉出现。体式之间缓慢的调整移动、规律练习及深入观察的过程，能创造和自己身体更好的默契和连接，分辨什么是"好的酸痛感"和"不好的酸痛感"，让我们能安全地贴近深层按摩感受的边界。

呼吸是身心沟通的第一道桥梁，除了是深层按摩身心的重要能量之外，也会诚实反应身心的状态。当我们在按摩感受的边界游走还未超过边界时，虽然感觉深入，但通常还能保持顺畅的呼吸（专注但不过度用力的深缓呼吸）；但是当超过边界时，或许我们能忍耐强烈的感受，但呼吸会很直接回应我们，过多的感觉会让呼吸变得节奏短浅、憋气或不规律，表示身体正处于一个过于勉强的状态中；而当我们呼吸急促甚至憋气时，也会让身体变得紧张而无法放松延展。

这时，我们要学习如实尊重身体，轻柔地降低动作难度（减少按摩的力道），回归顺畅的呼吸当中，就会发现我们又回到了深层按摩的边界之内。通过练习会不断印证，身体和呼吸会回应我们的心所做的任何选择。

最大活动范围的边界

第二种边界指的是，通过练习能慢慢将身体当中紧绷、僵硬的组织与关节均匀舒展，慢慢贴近动作活动空间的最大范围，意即关节在健康状态下带给身体活动空间的最大值，即除了破坏身体之外再也无法扩大的空间。我们要学习去理解并且尊重身体的极限，和感受程度的边界一样，若是超越，也就是突破了关节最大的自然活动范围，或是组织在一定的时间中所能承受的最大伸展或压缩程度，都有可能造成伤害。

经过长时间有规律的瑜伽练习或是体内筋膜或关节周边组织天生较为柔软的人，较容易贴近第二种边界，也就是超过健康关节活动度的最大范围。认识并尊重自身在动作中的边界是很重要的，这也是以认识自我为目的的瑜伽练习重点之一。若超出了边界，身体组织被过度或太快速拉伸，会造成韧带松弛甚至拉伤，而拉伤修复后的疤痕组织会让身体感觉更紧，无法恢复的韧带松弛会造成关节空间的不稳定，长期下来会导致身体整体张力弹性不均，有更多不好的酸痛感产生。

所以努力不足或努力过头，都会造成不平

衡！种了西瓜不会长出黄豆，就像所有事物的因果循环一样，若身心没有得到该有的关照及尊重，自然法则一定会有相对的回应。

◆ 如实静观觉察

接着持续分辨静观的能量正处于何种状态。是既放松又专注觉察，能如实感受身心的状态及需要，进而选择逐步进入深层按摩的边界；还是专注过头，动作做得太急、太满，来不及好好觉察，想要快速达成或做完体式，跳过了仔细感受身体的过程，在无觉察的快速移动之间，因感觉一下子太多而躁动不安，反而更想动来动去调整动作，浪费能量；或是放松过头、昏昏欲睡，失去专注与觉察，误认为无感即为舒适的惯性动作，精神涣散或是任由思绪纷飞，身心处于分离的状态。

若发现自己专注过头，可以试着降低动作难度，并且放慢整体练习节奏；若是放松过头，可以保持眼睛睁开，并重新感受地心引力、呼吸以及时间，引导动作贴近边界，帮助身心回到平衡、平静状态中。

在一个阴瑜伽体式通常3~5分钟的停留时间里，我们清楚自己要以专注的觉察去关照身心的感受为优先。阴瑜伽帮助我们让感官及专注力向内集中，练习品尝"生命的滋味"，好好仔细地感受每个呼吸、所有身心的反应，如实观察、如实感受身心真正的状态及需要后，每一个专注呼吸的瞬间、每一个体式的停留过程，都成为我们为身心做出的更贴近平衡、更贴近自然的练习。

离开阴瑜伽体式

我们将离开体式的过程也视为一个动作，它是完整阴瑜伽练习的一部分，更是我们的专注力能否持续延伸的关键！就如同吸气和吐气同等重要、吃饭和排泄同等重要一样。

准备离开阴瑜伽长时间停留的体式时，配合呼吸启动适当的力量，缓慢退出动作，并仔细观察从感觉深入的边界退出来的整个过程，解除按摩力道时所有感觉的变化。

阴瑜伽体式后

离开体式后，更是专注力和自我调整平衡的延伸，持续观察身体的需要，可以通过静坐或婴儿式等静态动作的停留，仔细感受身体在练完动作（自我按摩）后的能量流动变化，与练习前中对照是否有任何不同；也可以自由地活动身体，释放当中可能还留有的一些明显感觉，或进行反向动作去平衡身体的感受；还可以回到一开始热身练习时相同的动作中去观察，经过阴瑜伽体式的按摩放松后，同样的动态体式的前后差异，更明确地感知体式带来的功效。

在完成所有阴瑜伽体式的练习后，更重要的是将瑜伽垫上的专注觉察向瑜伽垫外延伸。在生活中持续不断地练习，在行走坐卧间保持觉察，平衡而且非暴力地使用身体；放下各种打断专注力的想法或情绪，让心灵的波动止息，好好运用静观冥想的能量，全面净化（静化）身心，减少负能量的产生及累积。

◑阴瑜伽练习Q&A

Question 01 阴瑜伽的自我练习需要准备什么？

除了瑜伽垫之外，办公室的地毯上、床上、平坦的草地上甚至一张椅子上，都可以练习。若是有瑜伽砖、瑜伽枕、瑜伽毯或瑜伽绳等各种瑜伽辅具，都可以备在手边。家中的抱枕、枕头、坐垫、厚书本、小矮凳等物品，也都可以当成辅具使用。

另外需要准备一个计时器，如手机、手表，提醒动作停留的时间。也可以用数息的方式大概地计时，例如6～8个呼吸约为一分钟。

Question 02 阴瑜伽练习中如何使用各种辅具（瑜伽砖、瑜伽枕、瑜伽毯、瑜伽绳）？

有两种情况要使用辅具，一是在预备动作中，支撑于臀部下方，辅助骨盆摆正。例如在蜻蜓式预备动作中，用毛毯或瑜伽砖将骨盆整个垫高，有助于骨盆摆正不后倾；也可将双腿膝盖适当弯曲，并且用两块瑜伽砖分别支撑在双腿下方，辅助腿部能不费力地维持屈膝角度，帮助骨盆维持摆正。随着进入动作，骨盆开始前倾，展开髋关节屈曲角度后，可以随着感受及需要，通过减少辅具

的支撑，帮助动作有层次地逐渐加深，直到贴近动作边界，是第二个使用辅具的好时机。可以将辅具叠放至需要的高度，支撑在头部下方或身体正面，辅助身体放下重量，让觉察力能持续深入。

使用辅具的首要原则，就是要灵活地选择及搭配各种辅具，让辅具能配合身体需要的支撑，帮助我们循序渐进地探索空间。每个人、每天的身心状态都不同，要根据当下身心所需去调整辅具，而不是让身体勉强配合辅具不足的支撑。若辅具无法配合身体的需要，则应选择适当的力量辅助，并确保有控制调整的空间。

在阴瑜伽微动或慢动的过程中，最好的辅助就是慢！放慢身体的移动，放慢心的移动，最后才能更贴近身心定静的空间。所以，即使手边完全没有任何辅具，也可以靠"慢慢来"放松身心。

Question 03 在坐姿体式的预备动作中，如何知道自己的骨盆是否在正位？

骨盆的正位，意即骨盆摆正位置，是相对于骨盆之上的脊椎、其下的髋关节而言。坐姿时骨盆下方两侧的坐骨应能平稳支撑，骨盆不往前倾（容易压缩下背部），也没有后倾（容易驼背并压缩胸、腹部空间），保持中立，让其下的髋关节及下肢的活动更稳定，也直接影响其上的脊椎骨骼排列、堆叠以及上肢稳定、均匀的活动空间。

骨盆正位是脊柱稳定的基础，让脊椎能够顺着呼吸舒适地向上延伸，让特别容易累积疲劳压力的腰椎及颈椎能回归舒适的曲度当中，轻松保持抬头挺胸、自然深呼吸的状态。骨盆正位，不仅在瑜伽体式的预备动作中很重要，日常生活中也应该时时注意骨盆的状态。现代人大多长时间久坐，造成骨盆歪斜、双腿僵硬无力、核心肌群疲乏，以及耸肩驼背、乌龟颈的体态，能量经常在髋部、骨盆及肩胸区域阻塞，衍生出各种筋骨关节慢性或急性的疼痛；内脏长时间受压迫，无法良好运作，也衍生出各种病症。

瑜伽体式中许多开髋、开胸及开肩的练习，都在帮助我们创造内在能量能顺畅流动不阻塞的平衡空间，并且随时保持身体舒适自然的正位，适时释放压力。长年久坐或姿势不良所造成的紧绷、歪斜，需要相对较长一段时间的规律练习及在生活中保持和调整，才能真正改善！没有任何医生、瑜伽老师或物理治疗师能长期贴身监督我们使用身体的状态，医疗、瑜伽或复健也许能暂时缓解疼痛不适，但若造成能量阻塞的根本原因没有解决或改善，这些不适或疾病必然会反复发生。

Question 04 阴瑜伽练习中应闭上眼睛还是睁开眼睛？

瑜伽的练习是六感向内的练习。在阳瑜伽的动态练习中，会有视线固定的凝视点，借助将视线专注，让心也能更专注，且身体在动作中能更加稳定、平衡；而在相对静态的阴瑜伽练习中，若睁开眼睛容易东张西望、无法专注，可以选择闭上眼睛，并且让眼球及其周边成为在每个动作间都可以反复仔细确认保持放松的部分。人体中使用频率较高的部位通常也特别容易累积紧绷压力。就瑜伽的理论而言，眼睛连接到心，而且在各种文化中都公认"眼睛为灵魂之窗"。就中医十二经络的理论来说，眼睛更是多条经络经过的重点区域，并且有闭目养神、闭目养肝之说，若能练习有意识地放松眼睛，除了能帮助专注力更深入往内，还能让现代人被电子产品过度轰炸的视觉器官好好放松休息。

若发现闭着眼睛练习反而容易精神不济、昏昏欲睡，或无法平衡，可以先睁开眼睛，像阳瑜伽练习时一样，找到视线能专注凝视的一个位置，帮助自己集中精神及注意力，再通过规律练习，慢慢达到长时间维持眼睛睁开或闭上都能放松并保持专注觉察的深度冥想状态。

Question 05 在阴瑜伽练习中，如何分辨好的酸痛感和不好的酸痛感？

在瑜伽体式练习中常见这样的例子：有些人觉得伸展拉筋会给人有点酸痛但是舒服的感受，而一样程度的拉伸在另一个人身上可能会觉得是难以忍受的疼痛，产生了抗拒，反而让身体更为紧缩。

对于肌肉锻炼后会有的酸痛感，有些人乐于享受这种好的酸痛，运动习惯与自身的经验告诉他，这种酸痛是让身体变得更强壮有力的必经过程，并且借助酸痛的程度，能更好地了解自身的状况，调整后续练习的频率及内容，维持整体能量的平衡。

有些人没有活动身体的习惯，或对于疼痛的忍受度较低，无法分辨身体锻炼活动后短时间内可能出现的较为明显的酸痛感（好的酸痛感），和因为长久没有活动而造成的慢性酸痛不适（不好的酸痛感）有什么不同，因而排斥再去体验这种身体净化平衡过程中必然会出现的感觉。

身心的任何感觉，都是上天赐给我们的生命体验，就如同自然界中所有的能量，有创造就一定有成长及毁灭，都是无可避免的自然法则，我们所有感受的产生，也遵循着这个自然法则。而我们常常追逐好的感觉，避免坏的感觉，是因为我们没有如实看见，这种因为长久没有活动而造成的慢性酸痛不适（不好的酸痛感）其实也是身体给予我们的回应，告诉我们身体里哪里堆积了压力，变得紧绷僵硬，能量无法流通，需要好好放松舒展，或是身体缺乏了支撑自己的基础力量，造成代偿部位积累过多压力，身体都如实地反映着我们使用它的方式。

Question 06 什么是真正的放松和放下？

真正的放松，要先练习放，也就是一个全然开放、敞开接纳现状，不紧抓过去，也不牵系未来，才能真正轻松。当我们通过瑜伽专注觉察的练习，松开身心当中的紧绷，让能量在身心各个层面中顺畅无阻地流动，才能真正放松、放下。通过不断练习，让身心持续经历这种净化的过程，是瑜伽能达到身心平衡的不二法门。要努力规律地练习，但努力不是过度用力，任何事都有可能做得太多或太少，刚刚好并且平衡的练习才是最重要的，所以另一个重点就是在不断努力的过程中，要能放松身心、放下期待与执着。

阴阳平衡的瑜伽练习，能让我们的身体真正放松，让我们的心放下执着。运用各种阴阳体式改善身体当中的紧绷无力，运用静观冥想的练习排除心里的纠结纷乱，许多人生中不断探索的疑问也会随着练习而得到解答，让我们保持清静、安定的心，也就是一颗平静、喜悦的心。

Question 07 什么时间适合阴瑜伽的练习？

宁静的清晨是非常适合冥想练习的时间。经过整晚的睡眠，就如同做了一整夜的阴瑜伽一般，除了在睡眠中身体会很自然地通过翻身动作让能量保持流动之外，身体大多在几个姿势中固定较长的一段时间。也因为平躺时会让脊椎压力减少的关系，椎间盘间的水分特别饱满，所以早晨起床时身体通常会感到有些僵硬。可以先舒服地伸伸懒腰，再进行一些简单的躺姿热身动作，之后，通过一些在床上就能进行的阴瑜伽体式，如：婴儿式、狮身人面式、香蕉式、躺姿扭转式等，温柔按摩脊椎，唤醒身心，启动缓慢自在的呼吸，在专注感受的正念冥想中，开启一整天的生活。

在一整天的生活中，应持续关注身心状态，觉得有需要的话，随时都可以在椅子上进行练习。针对身体特别需要加强放松照料的部位，选择适合的体式。

晚间，可以做全身整体性的练习，或针对一整天的身体使用状态，特别加强下肢或肩颈胸区域的练习。让各种瑜伽体式成为恢复身心平衡的工具，能随时灵活运用！

Question 08 谁适合阴瑜伽的练习？

瑜伽是人人都可做的练习，也唯有通过持之以恒并且不执着于结果的练习，才能达到身心和谐、平衡的瑜伽之境！人有千百种，瑜伽练习也有相对的多样性。每个人都能找到适合自己的方式，而这些不同的练习都有一个相同的目标，就是带领我们往身心平静、平衡的方向前进。

阴瑜伽也是众多瑜伽练习方式的其中一种，可以帮助我们平衡一些过阴或过阳的身心状态，例如：生活步调较为快速、性格容易紧张急躁、平常做较多使用肌力的运动或工作（较多的阳），或身体较为紧绷僵硬、没有活动身体的习惯、身心感觉沉重疲累（过多的阴）等。借助阴瑜伽较为缓慢的步调，自我放松、按摩，并且在冥想中练习静下心来进入身心平静、平衡的状态。

Question 09 身体关节或组织较为柔软的人适合练习阴瑜伽吗？

再次强调，阴瑜伽不只是单纯的拉筋伸展，更非追求极致柔软度或关节空间的练习！而是能更全面地感受身心空间，提升本体感觉能力，并同时静心冥想的练习。天生柔韧度较好的人，借助阴瑜伽体式较长时间的停留，顺着人体各种自然动作方向的延展，将意识及能量注入这些空间，有助于创造整体肌筋膜及关节周边组织的平衡空间。而且能在仔细感受并缓慢调整的过程中，认识身体活动范围的舒适边界，在深度静观的冥想过程中，感受及照料心中的平静空间。

Question 10 阴、阳瑜伽练习的比例应是多少？

瑜伽体式的练习，是以创造身心健康和谐为最终目的，而现代人的生活，多半身体动得太少、心动得太多！"要活就要动"，要充满活力地好好活着，身体还是必须适度地动！并且"动能生阳"，通过阳瑜伽强化肌力及弹性空间的锻炼，能让身体生热、生阳。而阴瑜伽的静观，能让身心平静、放松，储备能量，为更好地动做准备。

瑜伽也是让我们能回归自然节律的练习，"日出而作，日落而息"，白天为阳，夜晚为阴，可以作为我们调整练习频率的参考。人体每天需要6～8小时的睡眠修复时间，占每天1/3～1/4的比例。醒着的时间皆为动（阳），睡眠时为静（阴），在自然的状态下，人还是需要阳瑜伽的练习多过阴瑜伽的时间。但还是必须深入觉察：白天醒着的时候如何动？晚上静的时候身心是否真正好好休息？这都影响着每个人的练习方式。

有些一二十岁正值青春年华的孩子，每天埋首于手机、电脑，长时间姿势不良，又久坐不动，整个身体外形出现七八十岁老人的影子，含胸驼背，再配上一双麻秆儿腿或大象腿，不仅各种小毛病缠身，身体的歪斜、僵硬也常直接反应在情绪及心理状态上。这时通过阴瑜伽练习先松开身体，培养对身心空间的注意力，再通过阳瑜伽的肌力锻炼，实现对身心更稳定地控制。年轻就是本钱！通过规律练习，通常在半年至一年的时间内，就能看出明显变化！调整身心平衡的练习，越早开始越好。每个人都希望能有好好用一辈子的身体，越早懂得如何照料身心，启动自我觉察及调整的能力，就能很自然地选择生命所需的平衡，也越能在清明的空间里去体验生命喜悦的本质。

每个人都应根据自身状态调配出适合的阴、阳瑜伽练习比例，有弹性地调整练习，找到每个人身心所需的独特练习方式。

Question 11 阴瑜伽练习前该不该热身？

有些阴瑜伽教学者认为，阴瑜伽练习前不必热身，希望身体在相对冷却的温度之下（肌肉也较为紧致）能深层伸展到周边的其他阴组织。但以我自身的教学及练习经验，任何动静体式的练习前，一些适度的活动和观察是必要的！若练习者是一个坐了一整天、完全没有怎么活动的上班族，或是处于冬天温度较低的环境，或是刚起床（睡眠本身就处于较为阴性的状态），或是身体非常紧绷、僵硬，在没有任何适度热身活动的情况下，直接进行阴瑜伽练习，身心通常并不会很快进入状态；并且阴瑜伽大多是需要贴近地面的动作，若没有适度的活动，连骨盆都很难在坐姿准备动作中自然摆正，脊椎就更难有轻松延展的空间。静中本来就会有动，适度热身的过程，除了能将专注力转往内在，也能略为放松身体并稍微提升体温。升温会让身体更加放松、柔软并提升循环，能更好地衔接后续的练习。且在热身过程中先观察身体在阴瑜伽练习前的状态，更便于在练习后对照身体活动的差异，更明确地体会练习带给身心的效果。

Question 12 孕妇该如何练习阴瑜伽？

在女性孕育新生命、和胎儿共享身体的这段时间，母体内各种激素的变化以及松弛素的增加，会让肌肉、筋膜、肌腱、韧带等组织，比非孕期时更有弹性，有助于胸腹腔空间扩张，容纳胎儿成长，减轻脏器及呼吸空间的紧迫，并在生产时帮助耻骨联合较容易扩张、让骨盆腔肌肉放松，有助于胎儿自然分娩。

然而松弛素同时也会影响身体其他部位，例如髋关节、膝关节及脊椎周边的韧带也会变得较为松弛，可能造成身体的不稳定或疼痛产生，可能增加运动或瑜伽练习中过度伸展的概率。所以孕期练习瑜伽必须特别注意强度及深度，需要维持适当的肌力锻炼，但可以减小强度，避免过度伸展关节及周边组织，并且不宜做深度扭转或压迫胸、腹部的动作。孕妈妈在阴瑜伽慢动的练习中，除了注意以上原则，最重要的是感受身体的状态和需要，以适度放松舒展为主，不需要太贴近动作边界。还应善用辅具支持，让怀孕期间的身心变化，得到很好的照料及平衡。

在每个阴瑜伽体式中，孕妈妈需要留心注意的部分，将在阴瑜伽体式的注意事项中介绍。

圆满的呼吸

没有呼吸，就没瑜伽。瑜伽是理解生命真谛的练习，生命就在每一次呼吸之间。呼吸的品质反映着我们生命的品质，而生命的波动亦牵动着呼吸的波动！阴瑜伽的练习，帮助我们从好好照料呼吸的品质开始，进而能够照料生命的品质。

古代瑜伽士发现身心与呼吸之间的紧密关系，开始通过瑜伽体式及呼吸法的练习，让心引导着呼吸、呼吸引导着身体的动作，也通过体式及调息保持顺畅呼吸的空间，而深长的呼吸让心更专注和安定。

所以我们可以说，呼吸的品质决定了生命的品质。接下来，我们将更深入、更仔细地理解呼吸能量如何体现我们的生命。

◑呼吸与解剖学

实际上，我们所说的吸气，并不是用鼻子用力去吸进空气，而是呼吸肌群让整个胸腔立体向外扩张，让胸腔内的压力小于大气压力，于是大气压力将空气引入胸腔平衡负压值，空气中的氧气在肺泡中和二氧化碳交换。

吐气的过程，也并非用鼻子用力喷出空气。鼻子及鼻腔都只是呼吸的通道。吐气的过程是呼吸肌群将膨胀的胸腔放松收缩，胸腔内压力高于大气压力，肺部中的气体被向外推（挤）出，完成一次呼吸的循环。

自在呼吸有三个重要的因素：一是胸腔扩张及收缩的空间，越均匀、越有弹性就能提供越大的气体交换空间；二是肺的良好机能，提升氧气与二氧化碳的交换率；三是要保持心态平静、稳定，因为心跳若不平稳，呼吸就很难自在。

各种瑜伽体式练习能保持身体组织及关节活动范围的舒适弹性空间，让胸腔能自在地扩张和收缩，特别是强度较高的阳瑜伽练习，能有效促进肺的活力。而阴瑜伽的放松觉察能自然延长呼吸的过程，能增加气体在肺部交换的时间。

◑更细致的觉察

呼吸时，我们能够很直接地感受到鼻尖气息的流动以及身体的起伏。进一步地，还能感受到吸气时内在空间的膨胀、扩张让胸腔保持开阔，脊椎回到舒适拉长的中心线，吐气时的收缩下沉带给身心的放松以及稳定。吸气时补充氧气为阳（主动、积极），吐气时排出二氧化碳为阴（被动、接纳），一个吸吐之间，就是阴阳完整的融合与循环，是生命完整的平衡。谁都不可能一直吸气却不吐气，也不可能一直吐气却不吸气。

瑜伽中各种不同功效的调息法，能够帮助我们将专注力集中于呼吸，精确控制呼吸，并且感知不同呼吸模式对身心的影响，提升我们对内在能量的觉察。

◗呼吸随心而动

当我们用心专注于呼吸时，其实已开始改变呼吸的自然节奏。生活中大部分的时间，当我们没有特别去注意或感觉自己的呼吸时，呼吸在身体自主机制控制下发生；而当我们在瑜伽体式及调息的练习中，将我们的六种感官：眼、耳、鼻、舌、身、意转向内在，更深入地观察及调整我们的身心，能让我们心平气和、平心静气。心能平静，呼吸就自然平稳；反之，也可以练习让呼吸平稳下来，帮助心恢复平静。

◗温柔而坚定的呼吸

在阴瑜伽体式中，当我们将注意力集中在某些部位时，很自然地也把呼吸能量深入到这些空间里，也就是所谓的意到气到，意念到了哪里，气会跟随而至，让呼吸由内而外的按摩身心。身心放松了，呼吸就能放松绵长，而放松且深长的呼吸，能帮助我们身心的每个动作都温柔而不费劲，坚定而不执着。在阴瑜伽的静观冥想之中，除了练习将专注力集中于身体不断变化着的各种感受之外，更练习让心紧紧跟随着呼吸，也引领着呼吸。温柔而坚定的呼吸，能够深入按摩每个细胞，深入到身心僵硬打结的部位，慢慢由内而外创造能量自由流动的空间。通过瑜伽练习，我们都能成为自己最好的按摩师！

觉察每次吸气，就是一次全新的开始。

觉察每次吐气，就是一次完整的结束。

每个呼吸的当下，都是生命最圆满的安排。

热身与
反向平衡动作

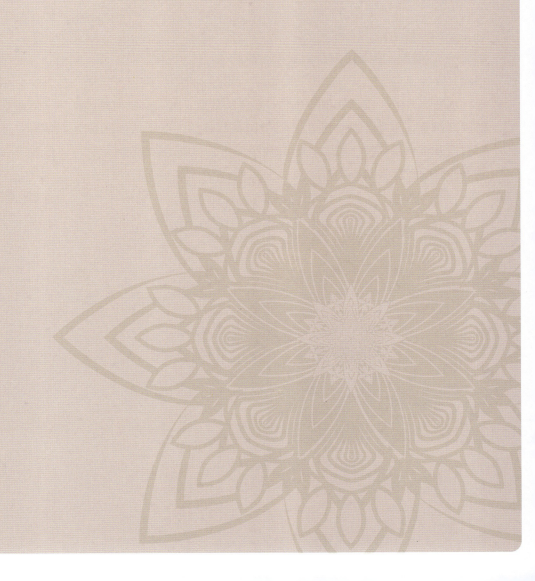

◑热身动作

不论是动态的阳瑜伽，或是静态（慢动）的阴瑜伽，练习前适当热身都是必要的。除了可以唤醒对内在空间的觉察，让身体温度略为提升（特别是在天气寒冷的时候），帮助阴阳组织都更容易放松，还能通过热身观察一下阴瑜伽按摩前身体各处活动的感受。

下面介绍的热身动作，均是针对身体各主要关节区域的轻柔活动，是跟随呼吸节奏的较为流动的练习，也可作为离开阴瑜伽体式后的反向平衡动作。

01 | 女神式
髋部・腿部・臀部・腹部・肩膀

从站姿开始，双脚左右跨开约一条腿的宽度，脚尖自然向外，脚掌在地面踩稳。吸气时双腿打直、双手上举（图1）；吐气时臀部往后、往下蹲，膝盖弯至脚踝上方，双手向左右打开至肩膀高度（图2）。跟着呼吸进行5～10回合的练习，也可以在深蹲时停留几次呼吸的时间，加强动作。

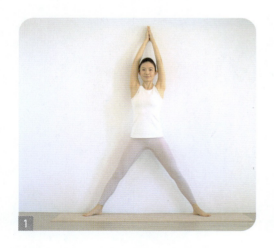 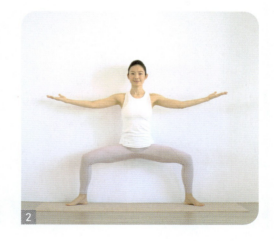

02 蛙脚松髋式
髋部 · 下背

从躺姿开始，双腿膝盖弯向胸前，双手握住膝盖，肩膀放松贴地、不耸肩，下巴微收，感受脊柱延伸（图1）。保持自然呼吸，双手打直、将膝盖向前推离胸口（图2），接着膝盖向左右分开（图3），再向外（图4），向上（图5），最后回到胸前的位置（图1），为完整的一圈。利用整只手臂的长度，引导膝盖逐圈加大画圆范围，用缓慢而流畅的速度画5~10圈，感受双侧髋部及腰骶椎区域的按摩。

接着可以逆向往内画圆，一样从膝盖弯曲向胸前开始（图1），双手引导膝盖左右分开（图5），向外扩张（图4），逐渐伸直手臂（图3），再将双膝并拢（图2），接着收回胸前（图1），为完整的一圈。观察反向画圆按摩有什么不同的感受，或左右两侧是否有不对称的感觉或空间。

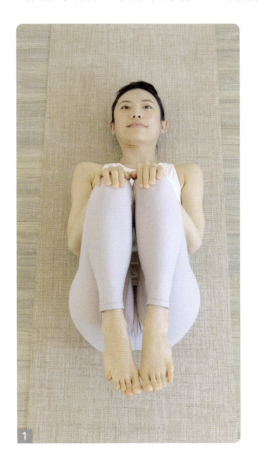
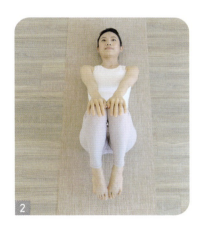
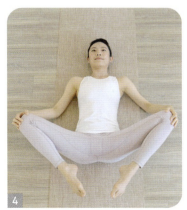
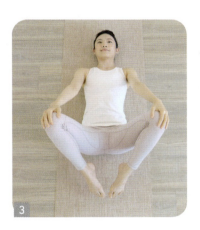
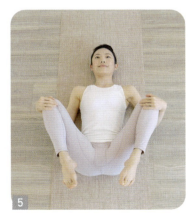

03 牛猫式
脊椎 · 肩膀 · 髋部

　　从双手、双膝着地开始，五指撑开手掌贴住地面，膝盖在臀部下方，保持腹部内收，脊椎延伸。吸气时慢慢翘臀让尾骨朝天，腰部下沉，在吸饱气的过程中把胸口向前、向上提升，肩膀向后、向下卷开，远离耳朵，视线看向斜上方，轻柔拉长身体正面，进入牛式（图1）；接着，在吐气的过程中将尾骨向下卷，慢慢拱背向上，最后微收下巴，低头，让头顶向下沉，视线看向腹部方向，感受肩胛骨在后背左右分开，舒展身体背侧空间，进入猫式（图2），一吸一吐为完整的1回合。跟着呼吸节奏，做4～6回合的循环。

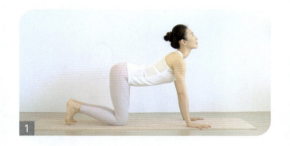
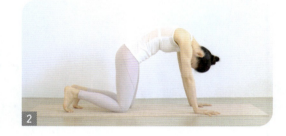

04 老虎式
脊椎 · 肩膀 · 髋部 · 腿部

　　可接续牛猫式练习，吸气慢慢进入牛式后弯（图1），同时将右膝盖向后、向上抬高（图3）；吐气慢慢进入猫式拱背（图2）时，将右膝收向额头方向（图4），一吸一吐为完整的1回合。跟着呼吸节奏，做4～6回合的循环后，再换边练习。

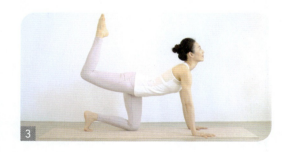

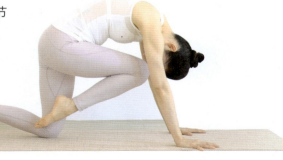

05 | 人体摩天轮式
全身

从双手互抱手肘的站姿前弯开始，保持膝盖放松弯曲，腹部贴近大腿前侧，头顶及手臂自然下垂放松（图1）。吸气时腹部内收，双脚向下踩稳，将双手肘往右上方提起整个身体（图2），站直起来将手肘上提（图3）；吐气时双手肘带着身体往左下方下沉（图4），回到站姿前弯（图1），完成一圈的循环。同方向进行5～10圈后，接着往反方向完成相同圈数的练习，吸气时双手肘往左上方提起整个上半身（图4），站直起来（图3），吐气时双手肘带着身体往右下方下沉（图2），再回到前弯（图1）。

身体画圆的速度，跟着平稳、均匀的呼吸节奏进行。若呼吸较短，跟着呼吸速度画圆会感觉太快，就保持自然舒适的呼吸，放慢身体画圆移动的速度，感受以骨盆（髋关节处）为轴心，而非从腰部带动。仔细感受身体画圆的每一个角度，并逐渐加大探索范围，能够较好地活动全身。

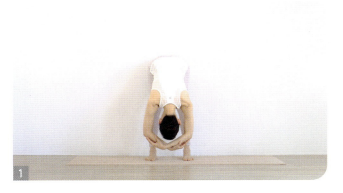

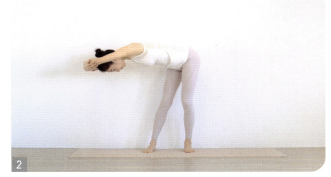

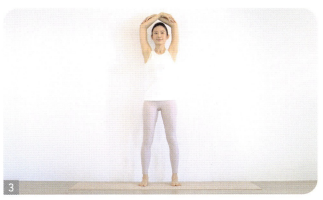

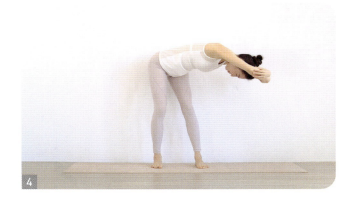

从双手放在骨盆上深蹲往下的女神式开始（图1），吸气时慢慢将右腿伸直（图2），接着将左腿伸直（图3）；吐气时将右膝蹲回（图4），再将左膝蹲回（图1），为完整的一圈。同方向进行5～10圈后，再反方向完成相同圈数的练习。吸气时换左腿先伸直（图4），再伸直右腿（图3）；接着，吐气时左膝蹲回（图2），再将右膝蹲回（图1），完成一圈的旋转循环。注意，伸直腿的时候膝盖不锁死，伸直腿和弯膝盖的过程中保持速度平稳一致。

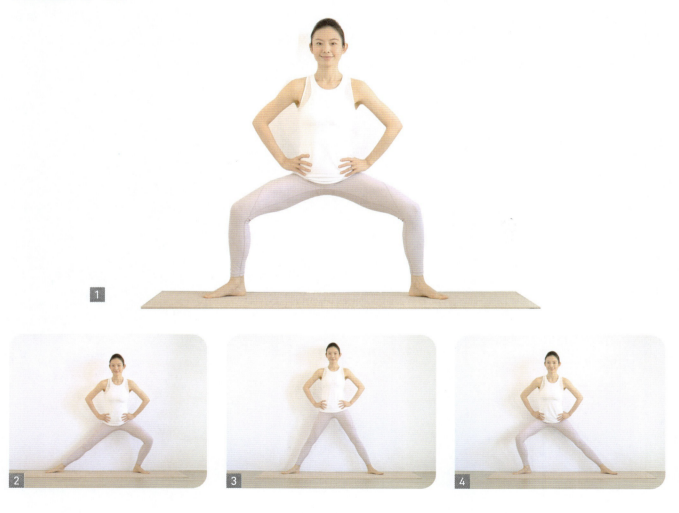

07 脊椎旋转式

髋部 • 脊椎 • 肩膀

从散盘坐姿开始，双手轻扶膝盖上，保持腹部内收。吸气时慢慢将骨盆前倾，胸腔往前、往上，略为像牛式的后弯（图1），接着开始将胸腔向右画圆（图2）；吐气时胸腔向后如同猫式一样拱背低头（图3），再向左画圆（图4），接续吸气回到胸腔向前（图1）的角度，完成一圈的循环。继续跟着呼吸将胸腔向右侧画圆，吸气画前半圈，吐气画后半圈，做5～10回合的循环后，再换往左边画圆平衡。

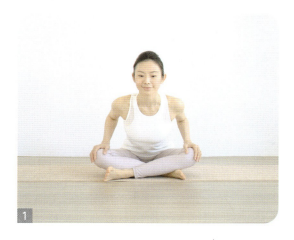

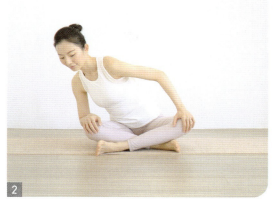

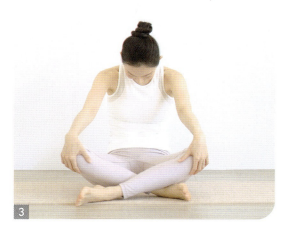

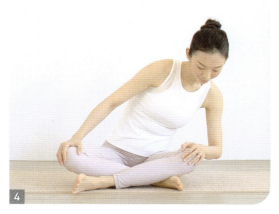

08 坐姿雨刷式
髋部·腿部·脊椎

可以按摩臀部及大腿外侧，并且通过扭转释放脊椎压力。从坐姿开始，双脚掌踩在前方地面，比臀部稍宽，双手在背后推地支撑。吸气时拉长脊椎，保持肩膀放松、远离耳朵；吐气时双腿膝盖倒向右侧地面，同时头向左转（图1）；吸气时将头及双腿回到中间；吐气换边，将膝盖倒向左侧，头向右转（图2），为完整的1回合。跟随呼吸进行4～6回合的练习，或在膝盖倒向侧边时，加强臀部在地板上各个方向的挤压按摩。另有双脚并拢（图3）或是老鹰脚（图4）的雨刷式变化版本可供练习。

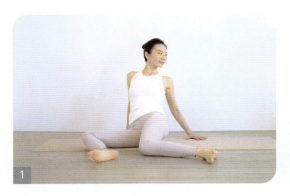

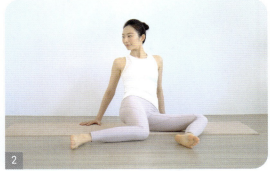

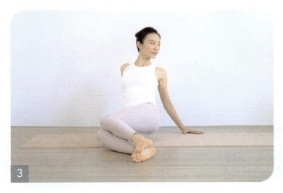

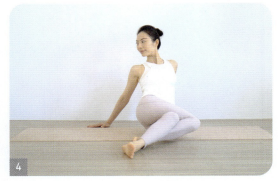

09 髋部旋转式
髋部 · 腿部 · 脊椎 · 手腕 · 肩膀

从双手、双膝着地开始，保持腹部内收及自然呼吸，开始将骨盆往顺时针方向画圆：先将臀部向后接近脚跟（图1），再向左侧移动（图2），接着向前（图3），再往右侧（图4），最后回到接近脚跟的位置（图1），为完整的一圈。进行5～10圈的循环，并且逐步加大骨盆画圆的范围，探索深入舒展的空间。接着再换逆时针方向画圆平衡。本动作不仅能松开髋部的各个角度，也能让脊椎、手腕及肩膀得到充分活动。

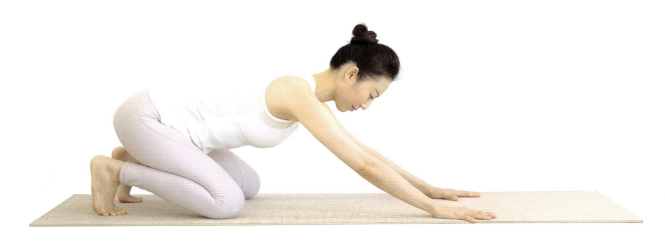

1

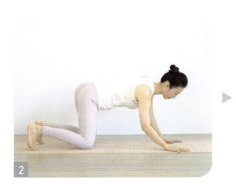

2

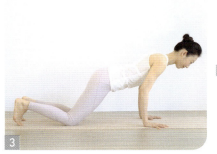

3

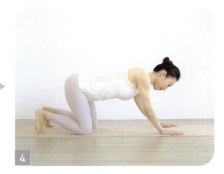

4

41

10 | 下犬式
全身

　　从双手、双膝着地开始，双手张开贴紧地面，食指或中指朝向正前方，双手腕之间的空间约为肩膀宽度，或是根据个人肩关节状态，手腕间的空间可略宽于肩膀，让手臂能有力伸直，保持肩膀远离耳朵。

　　接着双脚踩地，将臀部向后、向上抬起，双腿与臀同宽，手掌与脚掌之间的距离，以能让脊椎延伸拉长为宜。在不影响脊椎延展空间的状态下，将双腿有力打直，坐骨向后、向上提，脚跟尽量往后踩下，以髋关节为转折点，让身体形成一个倒V形，并以上半身脊椎能够拉长、维持脊柱自然曲线为优先来调整动作（图1）。若双腿后侧较为紧绷，影响脊椎无法挺直，形成耸肩或拱背（图2），可将双脚膝盖微弯，脚跟离地，保持大腿前侧向后、向上提，让脊椎有更多空间延展，或是在头部下方用辅具支撑，加强肩颈区域的放松（图3）。

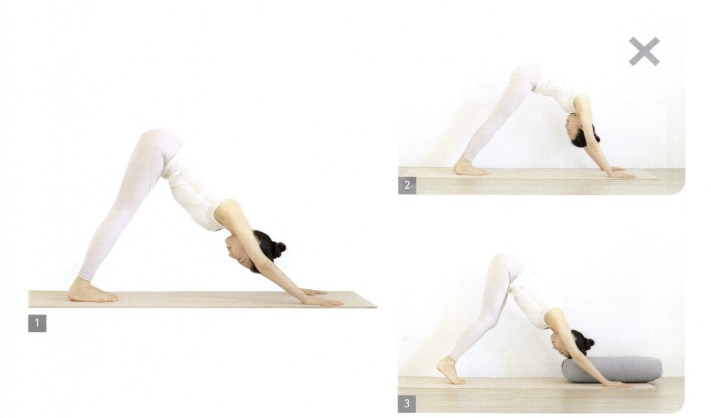

11 | 三脚狗
全身

可以从下犬式进入三脚狗的变化，将右脚直直地向后、向上抬起，保持骨盆稳定摆正（图1），此版本会加强下方左腿后侧伸展，以及唤醒较多核心力量；也可以将骨盆向右翻开，让右脚向上抬起更高（图2），增加双腿内侧伸展空间；还可以将右膝弯，感受右大腿前侧伸展（图3）。

在下犬式及三脚狗中，像小狗伸懒腰一样自由活动伸展，探索脚掌、脚踝、腿部各方向以及骨盆周围空间，亦能感受上半身脊椎、手臂、肩颈、手腕状态，除了作为热身动作感受身体空间，也可以在两个阴瑜伽体式之间，或双侧动作转换中进行，容易感受到动作前后内在空间的差异，也是很好释放压力的反向平衡动作。

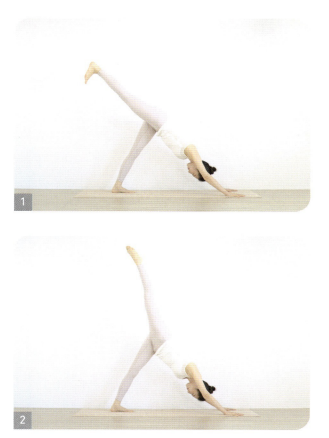

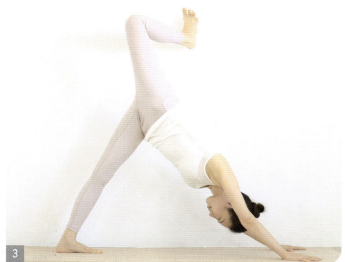

◗反向平衡动作

就像我们在好几个小时的静态睡姿或久坐不动之后，会很自然地打哈欠、伸懒腰一样，身体会通过直觉反射性的动作去平衡内在的能量及张力空间！在缓慢退出长时间停留的阴瑜伽体式后，身体自然会需要一些恢复平衡、释放压力的姿势。这些接在阴瑜伽体式后的反向平衡动作，或直觉性的活动伸展，会让练习的效果更完整，也能在动态之中更容易地感受到，刚刚离开的阴瑜伽体式在身体当中创造了哪些空间及感受。

虽然离开阴瑜伽体式时，不一定要马上进行反向平衡动作，可以先通过更静态中立的坐姿或婴儿式，感受内在能量流动的细微变化，或感受离开体式后的余韵，再继续专注聆听身体当下的需要，自由活动肢体，做任何能释放压力、恢复平衡的姿势，都是最好的反向平衡动作。

练习初期，对于身体的联结及观察能力还在逐步建构之中，可以先尝试本书在每个阴瑜伽体式介绍中建议的反向平衡动作。之后，再通过自身练习经验的累积，逐渐唤醒更深入的觉察及清楚选择的能力。

此处介绍的反向平衡动作，也可作为热身动作使用，根据练习主轴与身体的感受灵活运用。

01 | 支撑放松式
可作为任何体式的反向平衡动作

平躺在地面，弯曲双膝盖，脚掌踩地（比臀部稍宽），膝盖往中间互靠在一起，放松肩膀、远离耳朵，手臂伸直，掌心向上，调整骨盆及脊椎回归自然放松的曲线。此动作针对下背部，有加强放松平衡的效果，亦可作为大休息时的姿势。

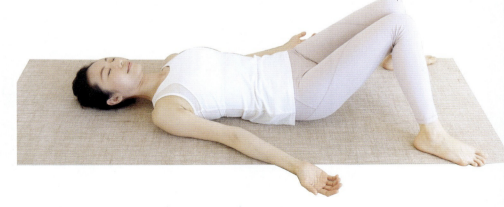

02 躺姿雨刷式
可作为任何体式的反向平衡动作

　　在躺姿中，整个背部得到地面支持，跟随呼吸缓慢、轻柔地扭转，能有效放松全身，不仅可作为任何体式后的反向平衡动作，也可作为大休息式前释放身体压力的准备。

　　从平躺在地面开始，弯曲膝盖，双脚掌踩地（比臀部稍宽），肩膀远离耳朵，双手放松在肩膀两侧，掌心向上。吸气时感受脊椎拉长、胸腔扩张；吐气时双脚膝盖倒向右侧，同时头向左转（图1）；吸气时将头及双腿回正；吐气时换边，将膝盖倒向左侧，头向右转（图2），为完整的1回合。可跟随呼吸进行3～5回合的练习。还可做双脚并拢（图3），或是老鹰脚（图4）的变化版本，会有不同的感受及扭转空间。

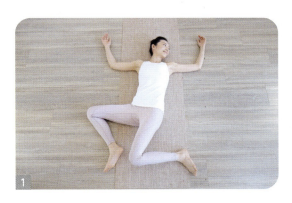

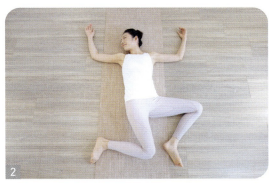

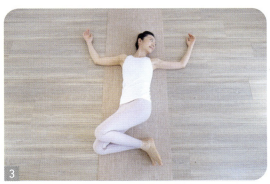

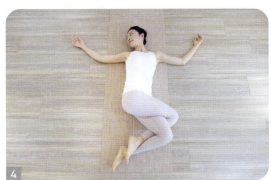

03 婴儿式
可作为任何体式的反向平衡动作

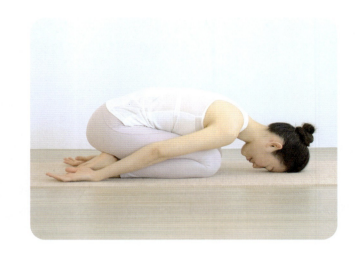

温和前弯的婴儿式，除了可作为后弯体式后的反向平衡动作，也可接续在任何体式后放松脊椎，静观身心。

跪坐在地面，腹部向前贴在大腿上（或大腿之间），臀部贴近脚跟，额头向前放松贴地，颈部保持舒适延伸、不压迫的角度，手臂可以自然向前或向后摆放。

支撑婴儿式

可在腹部与大腿之间，放置瑜伽砖或瑜伽毯，加强腹部区域的支撑及按摩，有助于下背部延展。用高度适当的瑜伽砖支撑头部，能让整个脊椎及肩颈手臂区域有更多放松及调整的空间。

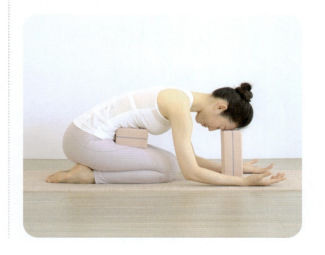

坐姿婴儿式

坐在地面，弯曲双膝盖，双手环抱双腿贴近胸前，下巴收向胸口，自然低头，肩膀放松、下沉、远离耳朵，感受后背呈现自然放松的圆弧形。

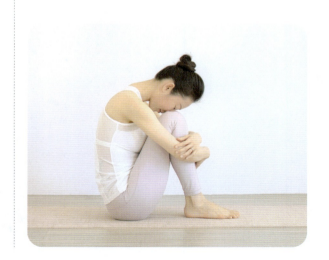

侧卧婴儿式

侧躺在地面，双腿屈向胸前，额头贴近膝盖，呈放松圆背角度，上方手臂可环抱双腿，下方手臂可当枕头，身体轻柔地蜷缩在一起。

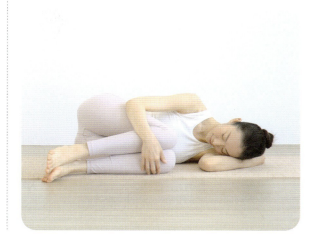

仰卧婴儿式

仰面躺在地上，弯曲膝盖，将双腿抱向胸前，可以左右摇动或前后滚动以放松背部。或用腹部力量卷起上半身，让整个头部及肩胛骨离地，下巴收向胸口，额头贴近膝盖，肩膀向后、向下放松远离耳朵，感受整个背部放松延展。

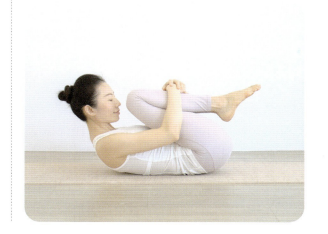

04 动物放松式
可作为后弯体式的反向平衡动作

可作为趴姿后弯体式（如狮身人面式、海豹式、天鹅式等）后，直接进入的放松平衡姿势。将左手、左脚向前后伸直，右手肘及右膝盖弯曲并且互相靠近，身体向左侧趴，左脸贴在左上臂，让脊椎呈现中立延伸的状态，放松休息。可换边。

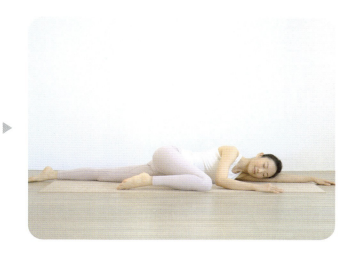

05 眼镜蛇式
可作为前弯体式的反向平衡动作

从俯卧开始，额头贴地，手掌轻松张大，贴在胸口两侧地面，双脚与臀同宽，有力打直向后延伸，脚背、脚趾向下压地面，腹部内收、尾椎向下卷，让骨盆前侧贴紧地面，并收紧后侧臀部。吸气时感觉脊椎拉长延伸，同时将两边肩膀往后、往下打开，远离耳朵，启动背部收缩力量，慢慢将头部、胸口离地，手掌贴在胸部两侧地面向下压，辅助胸口往前、往上提起，手肘朝后，肩膀远离耳朵，保持颈部延伸空间，视线自然看向斜上方，动作停留3～5个呼吸的时间；在吐气时慢慢将上半身贴回地面，为完整的1回合。可跟着呼吸做3～5回合流动版本的练习。

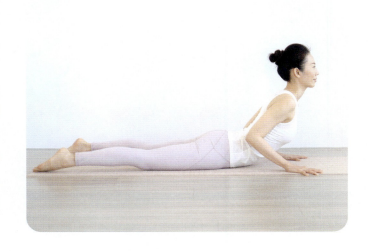

06 蝗虫式
可作为前弯体式的反向平衡动作

从俯卧开始，额头贴地，手臂放在身体两侧，手掌贴地，腹部内收，并将尾骨卷向地面，双腿有力打直、向后延伸，臀部后侧收紧。吸气时额头及胸口离地，肩胛骨往后、往下转开，双手离地向后、向上延伸，启动整个背部、臀部及双腿力量，将胸口扩张提升，保持下巴微收、肩膀远离耳朵，头顶向斜上方带领脊椎延伸拉长，并同时将双腿向上抬起，脚趾尖向后延伸，动作停留3～5个呼吸的时间；吐气时慢慢将身体贴回地面，为完整的1回合。可跟着呼吸做3～5回合流动版本的练习。

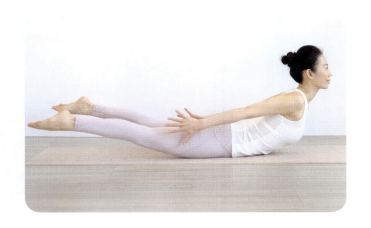

07 桥式
可作为前弯体式的反向平衡动作

从平躺地面开始，弯曲膝盖，脚掌踩地，让脚跟大致在膝盖正下方，双脚与臀同宽，肩膀向后、向下打开，远离耳朵，双手伸直，掌心朝下置于身体两侧。吸气时腹部、臀部收紧，脚掌踩地，将骨盆及背部抬离地面往上升高，手臂打直、手掌轻推地面，让胸口也向上升起接近下巴，感受身体正面延展，动作停留3～5个呼吸的时间；在吐气时慢慢将身体贴回地面，为完整的1回合。可跟着呼吸做3～5回合流动版本的练习。

进入桥式后，注意保持颈部后方舒适离地的自然弧度，颈椎无过度拉直或压向地面，上身主要支撑部位在两边的肩膀及手臂。

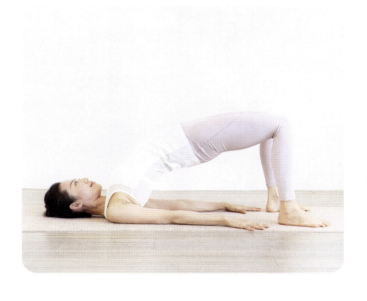

08 桌子式
可作为前弯体式的反向平衡动作

坐在地面，膝盖弯曲，脚掌踩地，双腿保持与臀同宽，手掌在身后贴地，手指尖朝向让手腕及肩膀感觉舒适的方向。吸气时拉长脊椎，并向后、向下打开肩膀远离耳朵，下巴微收向胸口，保持颈部延伸；吐气时手推地面，用双腿、腹部及臀部的力量，将骨盆向上抬起，像桌子一般，让小腿、手臂垂直地面，感受身体正面舒展，保持下巴收向胸口，面向天空，可强化颈部前侧力量。

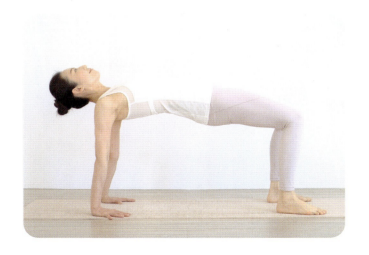

09 坐姿开胸式
可作为前弯体式的反向平衡动作

　　散盘坐姿（自然盘膝），双手掌向后贴地，手指尖朝向让手腕及肩膀感觉舒适的方向，腹部、臀部内收。吸气时将肩膀向后、向下打开，双脚及掌心推地，将整个骨盆向前、向上抬起，舒展身体正面（图1）。或金刚坐姿（双膝跪坐），双手在背后十指互扣握拳。吸气时肩膀向后、向下，将肩胛骨互相靠近，再将手臂打直，拳头向下、向后拉，骨盆自然前倾，背部肌肉收缩，加深胸廓及肩膀前侧伸展（图2）。动作停留3~5个呼吸的时间，吐气时慢慢离开动作。

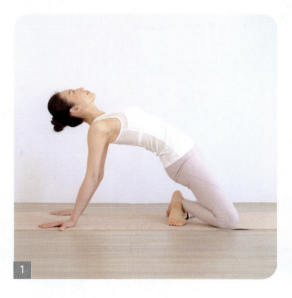

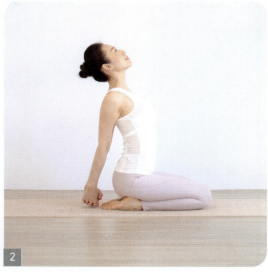

阴瑜伽体式

前弯

——拥抱、臣服

　　宁静的前弯，让我们回到生命最初蛰伏的形状，学习俯身向下，探问生命的来源，静静拥抱及感受活着的美好，也像对这个世界深深地鞠躬敬礼，学习臣服于生命给予的所有，回归生命宁静无染的源头。

蝴蝶式

前弯 • 开髋

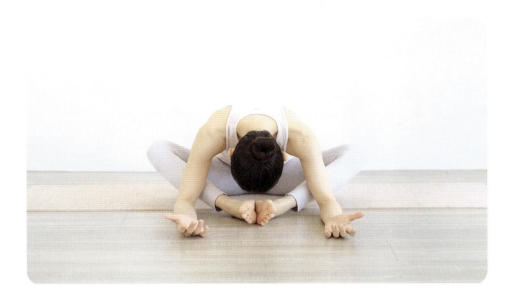

动作功效

伸展背部及髋部空间，并温和按摩内脏。双脚掌离骨盆较远的大蝴蝶式，能加强延展背部、臀部及大腿外侧；双脚掌离骨盆较近的小蝴蝶式，更多伸展大腿内侧及鼠蹊区域。沉静的前弯练习，能放松安定心神。

经络路线按摩

膀胱经：行经背部及臀部。

胆经：行经臀部及大腿外侧。

肝经、肾经、脾经：行经大腿内侧及鼠蹊。

进入动作

坐在地面，脚掌相对，膝盖向左右延伸，脚掌与骨盆的距离约等于上身的长度，进入摆正骨盆的大蝴蝶式预备坐姿。

吸气时双手带着脊椎向上延伸；吐气时从髋关节处倾斜骨盆向前，双手在前方落地支撑；再次吸气进入半前弯，手推直，将胸腔提升，背部轻柔拉长；吐气时开始慢慢放下力量，主要从髋部引导上身前弯，背部呈现自然放松的弧度，下巴微收，感受头部以及整个上身的放松下沉，辅助前弯加深，随着专注呼吸，深入观察体式帮助身体逐渐加强按摩，若有哪些部位感受特别明显，通常是需要加强照料的空间，确认贴近动作边界后，保持稳定静止。

建议停留时间：3～5分钟。感受身体的需要，若有辅具帮忙支撑，可适度加长停留时间。

离开动作

离开动作时，用手脚轻推地面以及腹部内收的力量，慢慢将骨盆摆正，感受脊椎一节一节由下往上回到预备坐姿。接着用手将两个膝盖往中间收回，再慢慢伸直双腿，双腿在地面上轻松拍动按摩，并视身体的需要，做任何能释放压力与感受活动空间的姿势，或接续反向平衡动作的练习。

反向平衡动作

轻柔的牛猫式可以有效放松脊椎及髋部。

坐姿雨刷式或躺姿雨刷式的扭转中，髋关节的内收、内旋，能平衡蝴蝶式的外展、外旋角度。

坐姿开胸式或桌子式的后弯，能反向平衡舒展身体正面。

注意事项

在身体左右对称摆放的动作里，练习观察两侧及整体的平衡。在缓缓弯身往前的过程中，可以让身体慢慢往左右轻轻地移动，觉察左下背、右下背以及左髋、右髋，是否有需要加强放松的部分，若觉得单侧髋部感受特别明显，可用大小蝴蝶式加强单侧舒展。

若有坐骨神经疼痛的问题，可在骨盆下方垫上较柔软的毛毯或坐垫，减少臀部周围组织压迫，让能量流通，或避免此类臀部贴地的坐姿体式。若有颈椎错位变形或疼痛以及背部受伤或椎间盘突出，应避免此类低头圆背的前弯动作，或是用肩颈、背部能放松贴地且不压迫臀部的躺姿蝴蝶式或靠墙蝴蝶式取代坐姿蝴蝶式。

生理期或孕期都适合练习本式，能良好地放松骨盆区域及背部。

变化动作及辅具使用

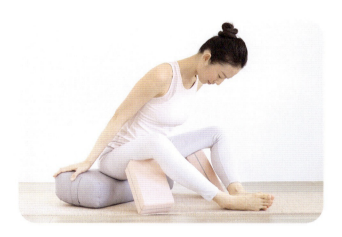

若髋部较为紧绷，难以摆正骨盆或容易骨盆后倾，可将辅具垫在臀部下方，将高度适当的瑜伽砖垫在双腿下方，双手放置于臀部侧边轻轻向后推，都能辅助髋部从较放松的角度中逐渐舒展开来，让骨盆慢慢前倾，引导整个背部更均匀地向前、向下放松延展。

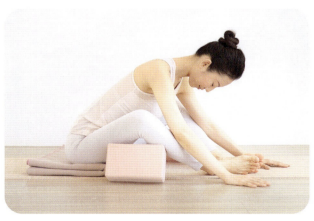

若觉得动作能再加深，可将臀部及双腿下方的支撑逐渐降低（减少），双手也能来到前方地面支撑，辅助调节上身的重量，慢慢放松下沉。

进入动作深层按摩的边界，可用辅具创造适当高度，垫在头部下方或身体正面空间，让整个上半身的重量落在辅具上（图1）。当双手不需要再用力支撑或调整动作时，可将双手向后垂放在大腿上，或探索双臂更舒适的摆放角度（图2）。

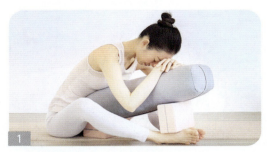

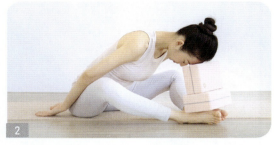

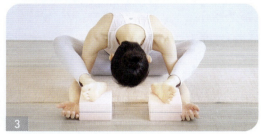

若前弯幅度能达到头部贴到脚掌，觉得动作还能再加深，可以将脚掌左右分开，加宽脚掌间的距离，让头部能有更多向下贴近地面加深动作的空间；或是用瑜伽砖将脚掌垫高，手臂可以放置于小腿下方，都能加强不同角度的探索（图3）。

▨ 小蝴蝶式

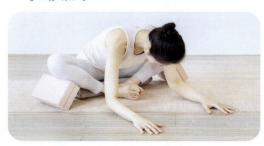

让双脚掌靠近骨盆摆放，会加深腿部内侧区域拉伸感受，背部也会呈现不同的伸展弧度。可以将瑜伽砖放置于双腿外侧支撑，除了能让坐骨更稳定之外，也能调整舒展深度。

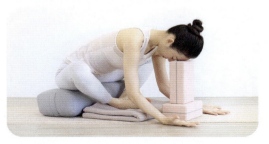

或用瑜伽枕将臀部垫高，让腿部内侧及髋部相对放松，让上身前弯加深，这时脚掌外缘压力可能增大。若脚踝外侧有较明显的压迫感，可将毛毯垫在脚下方。当动作贴近边界或想减轻手臂压力、稳定停留时，可将瑜伽砖堆叠出需要的高度，支撑在头部下方。

❀ 大小蝴蝶式

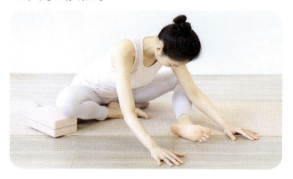

在蝴蝶式的预备动作中，将右脚掌内收靠近骨盆（小蝴蝶）。若觉察两侧坐骨重心因此偏向一侧，可将瑜伽砖支撑在双腿外侧，辅助骨盆摆正，再按照蝴蝶式步骤进入动作。通常，呈现大蝴蝶式的左腿能因此加强按摩与细节空间的探索。单边动作可停留 3 ～ 4 分钟，再换边练习。若感受单侧需要加强按摩，也可多停留一些时间。

❀ 躺姿蝴蝶式

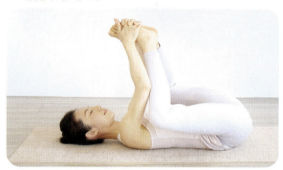

平躺于地面，将膝盖弯曲，双脚脚底贴合，用手握住脚掌。先从脚跟接近骨盆的小蝴蝶角度开始，再用双手的力量与重量，引导脚掌慢慢远离骨盆，往脸的方向靠近，进入大蝴蝶角度，逐步加大角度。

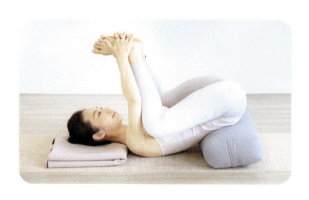

用瑜伽枕将骨盆垫高，能加强下背部延展；也可将毛毯垫在头颈下方，辅助肩颈区域放松。注意手拉脚时不用蛮力，感受手臂和腿本身的重量放松下沉，逐渐加深动作。

02

半蝴蝶式

前弯 • 开髋

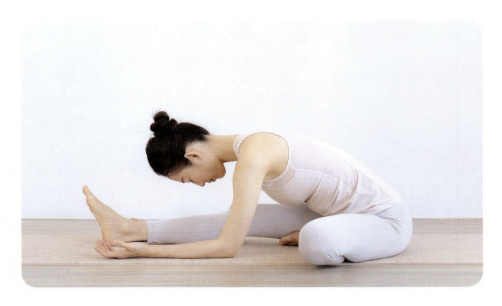

动作功效

主要舒展、伸直腿的后侧以及整个背部（特别加强弯曲腿侧的下背空间），弯曲膝盖的半蝴蝶脚可伸展鼠蹊及臀部周围，并温和按摩内脏。两边轮流进行，能练习觉察身体左右侧的状态，并且通过加强单边按摩调节整体平衡，沉静的前弯练习能让向外的感官内收。

经络路线按摩

膀胱经：行经伸直腿后侧以及整个背部。

胆经：行经蝴蝶脚的臀部及大腿外侧。

肝经、肾经、脾经：行经蝴蝶脚的大腿内侧及鼠蹊。

进入动作

坐于地面，将右脚向前伸直，脚掌、脚趾回勾，接着弯曲左膝，将左脚掌踩在右大腿内侧，脚跟靠近骨盆（小蝴蝶预备坐姿）。

调整骨盆摆正，吸气时双手向上延伸拉长脊椎；吐气时向前倾斜骨盆，双手指尖向前点地；再次吸气进入半前弯，将手臂推直，顺着吸气提升胸口，让背部延伸拉长；吐气时开始专注往内静观。先练习逐渐放下不需要使用的力量，让头部以及上半身放松下沉，脊椎呈现自然圆背的弧度，但注意不耸肩，在呼吸的流动间慢慢放松身心，逐渐加深动作至边界，保持稳定、静止的停留。

建议停留时间：两侧各停留3～5分钟。自我练习时，在身体两侧轮流进行的动作中，若觉察到其中一侧特别紧绷、需要多些照料，可根据内在平衡感受，适当增加单边动作停留时间，或重复单侧练习。

离开动作

离开动作时，启动双手支撑，加上双脚推地与腹部内收力量，开始摆正骨盆，慢慢将脊椎一节一节由下往上伸直，回到轻松打直脊椎的坐姿。让弯曲腿缓慢伸直后，在地板上轻松拍动双腿放松，或是自由移动身体释放压力，轻柔的后弯是不错的反向平衡动作。

反向平衡动作

牛猫式或老虎式可以有效地放松脊椎及腿部。

眼镜蛇式或蝗虫式的后弯能平衡舒展身体正面。

下犬式及三脚狗可以舒服伸展全身，并感受左右腿后侧轮流伸展按摩后的差异空间。

注意事项

若有坐骨神经疼痛的问题，可在骨盆下方垫上较柔软的毛毯或坐垫，减少臀部周围组织压迫，让能量流通，或先避免此类臀部贴地的坐姿体式。若有颈椎错位变形或疼痛以及背部受伤或椎间盘突出，应避免此类低头圆背的前弯动作，或是用肩颈、背部能放松贴地且不压迫臀部的躺姿半蝴蝶式取代坐姿半蝴蝶式。

生理期或孕期都适合练习本式，若怀孕中、后期前弯时腹部会压在大腿上，可将打直腿向外移开、将弯曲腿的脚掌往前摆放，给腹部让出空间。

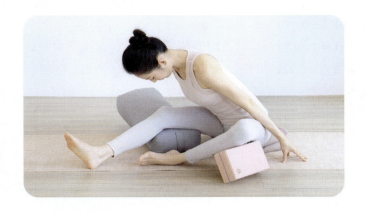

在坐姿预备动作时，若无法轻松摆正骨盆、挺直脊椎，可用辅具将骨盆垫高，并适度弯曲右膝盖，用辅具支撑在下方，能释放腿部后侧紧绷，让骨盆容易摆正不后倾。若蝴蝶脚的膝盖无法贴地，或感觉骨盆歪斜，可将辅具以舒适角度支撑在左腿下方。动作慢慢加深往前时，双手可在臀部侧边向后轻推，帮助身体从髋关节处进入前弯。专注体会内在感受从何处开始发生，或是在预备动作时已有明显的伸展感觉出现。

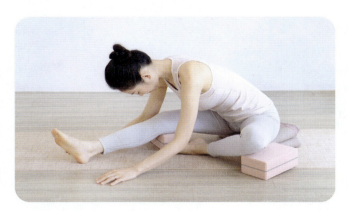

随着髋部空间逐渐放松开展，双手可到前方地面支撑，控制上半身降低的幅度及速度，保持专注，避免太快速或无觉察移动，练习感受每一分变化，确认动作是否还能再加深，逐渐降低支撑辅具的高度，让按摩力道更进一步。

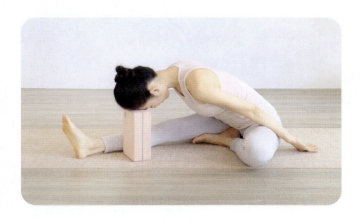

逐步进入动作深层按摩的边界时，保持稳定、静止的停留，让觉察力持续深入往内，并利用辅具创造适当高度，支撑在头部下方或身体正面空间，让整个背部以及手臂肩膀能够更加放松。

躺姿半蝴蝶式

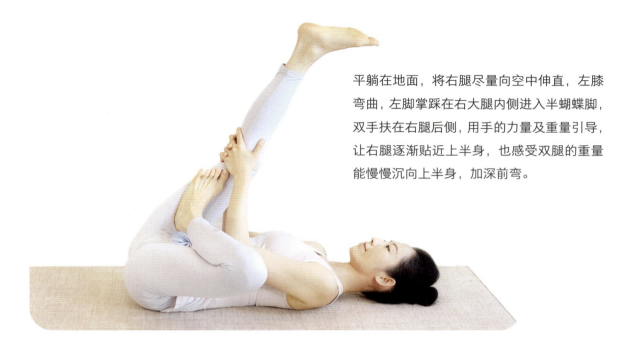

平躺在地面，将右腿尽量向空中伸直，左膝弯曲，左脚掌踩在右大腿内侧进入半蝴蝶脚，双手扶在右腿后侧，用手的力量及重量引导，让右腿逐渐贴近上半身，也感受双腿的重量能慢慢沉向上半身，加深前弯。

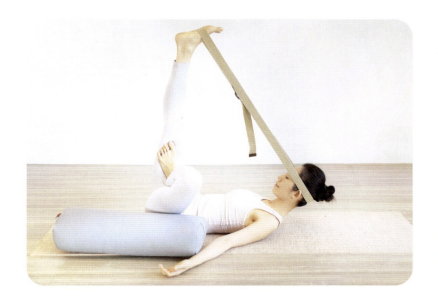

若感觉骨盆歪向左侧的半蝴蝶脚，可将瑜伽枕垫在左腿下方，支撑左腿外展角度，保持骨盆稳定。若确认颈部无任何不适，可将瑜伽绳圈套在后脑勺及右脚底，右腿伸直带着绳圈向上，让绳圈轻轻提起头部稍微离地，头放松枕在绳圈上，引导肩、颈、手臂放松。逐渐将绳圈缩小，能加深右腿后侧伸展，让右脚慢慢靠近上身，注意避免让头部离地过高。

瑜伽绳圈的使用方式

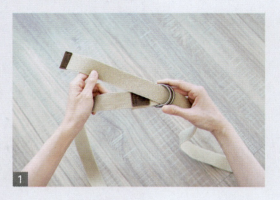

一只手拿着头端的两个铁环，另一只手将瑜伽绳从头到尾整理一下，避免绳子扭转，接着将尾端穿过两个铁环（图1）。

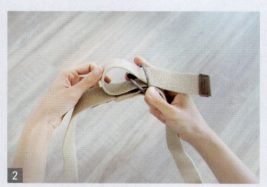

将两个铁环分开后，将尾端从铁环之间穿过（图2）。

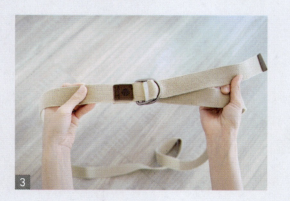

拉紧尾端形成绳圈（图3）。拉长尾端能将绳圈缩小，反之，将尾端缩短能放大绳圈。

03

蜻蜓式

前弯 • 开髋

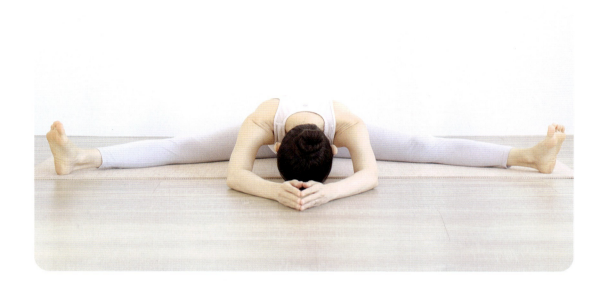

动作功效

伸展双腿内侧、后侧以及背部，温和按摩内脏。

经络路线按摩

肾经、肝经、脾经：行经双腿内侧及鼠蹊区域。

膀胱经：行经整个身体背侧空间。

胆经：行经臀部及大腿外侧。

进入动作

坐在地面，将双脚伸直，并向左右分开到最宽，脚掌、脚趾勾回，腹部内收，保持骨盆摆正，让脊椎能轻松向上打直（预备坐姿）。

吸气时双脚及坐骨推地，双手向上引导脊椎往天空拉长；吐气时慢慢向前倾斜骨盆，从髋关节处开始倾身往前，双手指尖在前方点地；再次吸气进入半前弯，将手推直，提升胸口，延伸脊椎；随着吐气逐步放下力量，仔细找出身体紧绷或感觉卡住的地方，绵长、专注地呼吸，使这些空间变得柔软，体会动作的按摩感受，逐步达到深层的边界里，保持稳定静止。

建议停留时间：停留3～6分钟。感受身体的需要，可用辅具帮助支撑，适度加长停留时间。

离开动作

离开动作时，用手脚轻推地面，腹部内收，将骨盆逐渐摆正，感受脊椎一节一节由下往上伸直，回到轻松挺直背部的坐姿。接着可以用双手在膝盖后侧辅助，将伸直的双腿收回。动作停留时间越长，离开动作的速度越要缓慢，逐步释放压力，观察动作中贴近边界的按摩感受如何随着退出体式的过程由多减少，静观内在所有感觉的变化，是阴瑜伽练习最主要的方向。品尝动作带给身心的感受，而不急于赶快做完动作！因为只要还在呼吸，人体就是一个不断在活动、不停在变化的过程，重点是我们能否留心注意，与当下的所有改变同在。

反向平衡动作

坐姿婴儿式能缓和腿部内侧、后侧的深层舒展。

坐姿开胸式或桌子式的后弯能平衡舒展身体正面。

坐姿雨刷式或躺姿雨刷式的扭转能平衡蜻蜓式双腿的深度外展，并放松脊椎及髋部空间。

注意事项

若有坐骨神经疼痛的问题，可在骨盆下方垫上较柔软的毛毯或坐垫，减少臀部周围组织压迫，让能量流通，或先避免此类臀部贴地的坐姿，或是用不压迫臀部的站姿蜻蜓式、躺姿蜻蜓式，或靠墙蜻蜓式取代坐姿蜻蜓式的练习。

若有颈椎错位变形或疼痛以及背部受伤或椎间盘突出，应避免此类低头圆背的前弯动作，或是用肩颈、背部能放松贴地的躺姿蜻蜓式，或靠墙蜻蜓式取代。

生理期或孕期都适合练习本式，孕期进入中、后期，可用辅具垫高骨盆，给腹部及髋部更多空间，可多利用辅具支撑上身重量，让整个背部更加放松。

变化动作及辅具使用

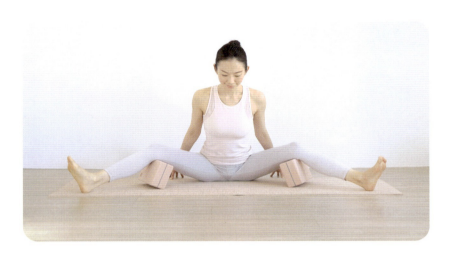

在预备坐姿中，若骨盆后倾无法摆正，感觉腹部压缩、驼背耸肩，可适当弯曲膝盖并用瑜伽砖支撑，帮助骨盆摆正并挺直脊椎。若此时腿部已感觉明显拉伸，不必急着马上前弯，可用双手在臀部侧边向后轻推，辅助身体慢慢从髋部放松前弯。

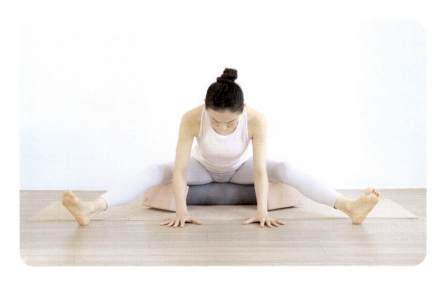

也可用瑜伽枕将臀部垫高，能让骨盆更容易摆正并前倾，进而展开髋部空间。双手在前侧地面支撑，控制上半身向下降的速度，逐步加深按摩。

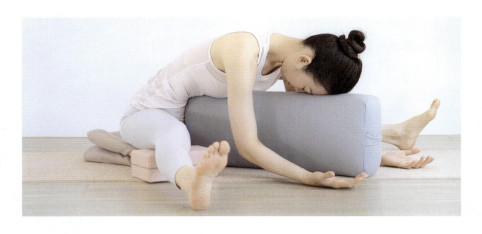

觉得能够更深地按摩时，可以将臀部及腿部下方的辅具高度逐渐降低，减少支撑，让膝盖减少弯曲幅度，加深腿部内侧及后侧伸展。慢慢进入感受深层的边界时，可用辅具在身体正面支撑，帮助整个背部、肩颈、手臂区域更加稳定、放松，静观内在细微能量的流动。

▨ 躺姿蜻蜓式

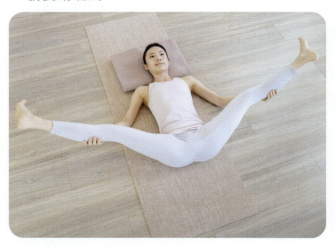

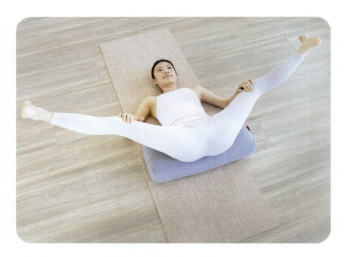

平躺于地面，将膝盖弯向胸口，双手扶在大腿后侧，双腿往天空伸直，每次吸气时感受脊椎的拉长延伸，吐气时双手引导双腿逐渐往左右分开并接近上半身，进入躺姿蜻蜓式。可用毛毯支撑头、颈部，辅助肩、颈、背部更舒适稳定。

加深按摩时，先确认下背、腰椎无任何不适。可用瑜伽枕垫高骨盆，让双腿更容易沉向上半身，加强下背及髋部舒展。双手也可以从腿部的外侧换到内侧，感受手臂以及腿本身更放松地沉向地面，加深伸展。

站姿蜻蜓式

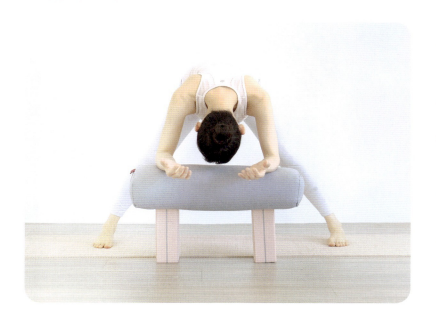

从站姿开始，将脚掌左右分开约一条腿的宽度。吸气时双手向上延伸，吐气时从髋关节处前倾身体，上半身向前、向下，双手扶在地面或辅具上；下一个吸气进入半前弯，手推直，让胸口提升、背部延展；再随着吐气慢慢放下力量，感受上身向下垂挂放松，腿部内侧、后侧及背部伸展。若无法从髋关节处启动前弯，或是腿部及下背部拉伸感受强烈，可将双膝微弯，并且将适当高度的辅具垫在手臂及头部下方，支撑身体重量。

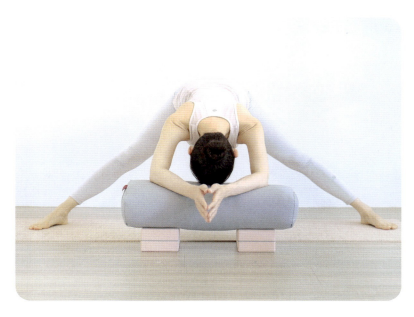

可借助将双脚掌分得更宽以及转动脚尖的方向，探索更深层的髋部空间；也可将辅具高度逐渐降低，让动作能有层次地调节加深。

站姿蜻蜓式属于头部低于心脏的倒立体式，并且停留时间较长，离开动作时要缓慢进行。慢慢收双脚，再逐渐站直起身；或是保持双手在辅具或地面上支撑，逐渐收双脚后，将臀部往脚跟之间深蹲下来，进入蹲坐式，保持低头放松或趴在辅具上，观察身体的感受及呼吸状态的变化后，再慢慢抬头。

04

半蜻蜓式

前弯 • 开髋

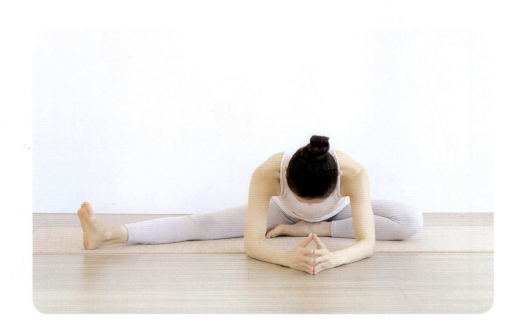

动作功效

伸展打直的半蜻蜓腿内侧及后侧，随着弯曲腿的各种变化，会有不同的按摩功效。双腿分开能让整个上半身有更多空间前弯，并温和按摩内脏。

经络路线按摩

肾经、肝经、脾经：行经双腿内侧及鼠蹊区域。

膀胱经：行经伸直腿后侧以及整个背部。

胆经：行经弯曲腿的臀部及大腿外侧。

进入动作

散盘坐在地面，将右腿向右伸直并勾起脚掌、脚趾，左脚掌靠近骨盆，腹部内收，维持骨盆摆正，脊椎轻松打直（预备坐姿）。

吸气时双脚及坐骨推地，双手向上引导脊椎拉长；吐气时骨盆慢慢向前倾斜，指尖向前点地；下一个吸气进入半前弯，手推地打直，让胸口提升、背部延展；再随着吐气慢慢放下力量，从髋关节处引导上半身从双腿之间放松下沉。保持专注、绵长的呼吸，随着将在半前弯中打直脊椎的力量放下，头自然低垂，下巴轻轻收向胸口，背部呈现像婴儿姿一般自然弯曲的弧度，贴近动作边界，保持稳定静止的停留。

建议停留时间：两侧各停留3～5分钟。在身体两侧轮流进行的动作间，若觉察到其中一侧特别紧绷、需要多些照料，可根据内在平衡感受，适当增加单侧动作停留时间，或重复单侧练习。

离开动作

离开动作时，启动双手支撑、腹部内收以及脚推地的力量，慢慢摆正骨盆，脊椎一节一节由下往上伸直，回到轻松打直背部的坐姿，可以用手辅助打直腿、收回至散盘。

反向平衡动作

坐姿雨刷式或躺姿雨刷式的扭转能舒缓双腿、髋部及脊椎的感受。

坐姿开胸式或桌子式的反向后弯能平衡舒展身体正面。

下犬式以及三脚狗能观察双腿及髋部空间经过按摩之后的两边差异，伸展全身。

注意事项

在预备坐姿时，要确认骨盆稳定摆正。双脚进行不对称动作时，双侧会互相影响，必须非常专注地体会。两边可能同时出现明显不同的感受，动作缓慢进行，才能有空间及时间仔细体会。

若有坐骨神经疼痛的问题，可在骨盆下方垫上较柔软的毛毯或坐垫，减少臀部周围组织压迫，让能量流通，或先避免此类臀部贴地的坐姿体式。若有颈椎错位变形或疼痛以及背部受伤或椎间盘突出，应避免此类低头圆背的前弯动作，或是用肩颈、背部能放松贴地以及不压迫臀部的躺姿半蜻蜓式取代坐姿半蜻蜓式。

生理期或孕期都适合练习本式，孕期进入第二、三阶段，可用辅具垫高骨盆，给腹部及髋部更多空间，也可多利用辅具支撑上身重量，让整个背部更加放松。

变化动作及辅具使用

◈ 半蜻蜓半蝴蝶式

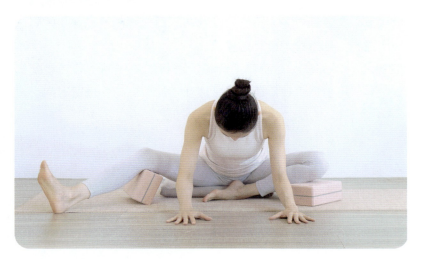

在预备坐姿中，若骨盆无法摆正或两侧坐骨无法平衡地贴地坐稳，可将毛毯垫在臀部下方或弯曲的半蝴蝶脚左膝下方以及打直的半蜻蜓腿下方，用辅具适当支撑，调整两侧坐骨至能平稳坐在地面，摆正骨盆，让脊椎拉长，再慢慢进入前弯。

◈ 半蜻蜓半马鞍式

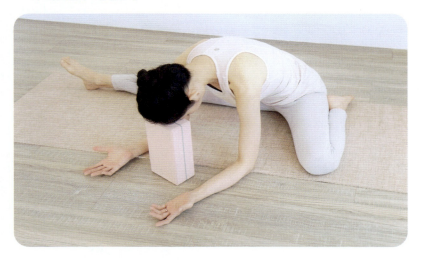

弯曲腿除了做半蝴蝶脚之外，也可做脚掌置于臀部外侧的半马鞍式。注意两侧坐骨是否能平衡地稳坐于地面，或是需要用毛毯垫在臀部下方，辅助骨盆摆正后再进入动作。在贴近边界时，用辅具支撑身体正面空间（例如手臂及头部），能更深入地放松。

半蜻蜓半蹲坐式

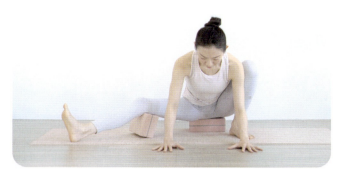 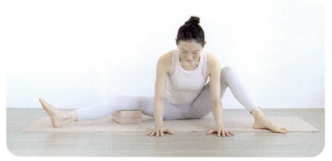

右腿伸直做半蜻蜓，左脚做蹲坐式，左脚掌踩地。若此时两边坐骨明显倾斜或一高一低，可用瑜伽砖将骨盆垫高，适当弯曲右腿膝盖并用瑜伽砖在右腿后侧做好支撑，让骨盆尽量稳定，再慢慢进入前弯。

加深动作时，可将臀部下方以及右脚下方的瑜伽砖降低或移开，左脚掌可以向前踩，让两侧坐骨能贴地坐稳，逐渐贴近动作边界，在微动甚至完全静止的状态中，开启更细致的觉察。

躺姿半蜻蜓式

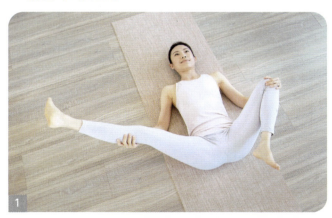 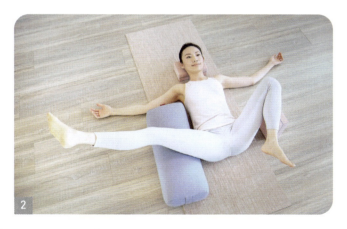

平躺于地面，脊椎保持舒适伸展，后脑勺、肩膀、上背及骨盆后侧平稳贴地，膝盖弯向胸口，双手扶在大腿后侧，接着将右腿尽量伸直，吸气时感受脊柱延伸，吐气时用手引导双腿慢慢往左右分开。右手可以扶在打直的右腿外侧，控制右腿下沉伸展的速度；左手扶住左膝盖，尽量让双腿外展开来的幅度均等，骨盆不歪斜。仔细感受动作的边界出现在何处，也注意用手辅助支撑时保持肩膀及手肘放松贴地（图1），或是用辅具帮忙支撑双腿外展的角度，用瑜伽砖垫高头部，让肩颈、手臂能放松休息（图2）。

05

鞋带式

前弯 • 开髋

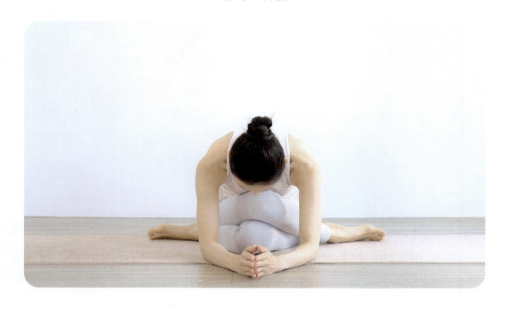

动作功效

臀部、大腿外侧的按摩伸展，随着前弯加深，能舒展下背、温和按摩鼠蹊及内脏器官、深层活化髋关节内收及外旋的角度空间。

经络路线按摩

胆经：行经两边腰侧、臀部及大、小腿与脚背外侧空间。

膀胱经：行经整个背部以及臀部、大腿后侧。

肾经、肝经、脾经：行经鼠蹊及大腿内侧。

进入动作

坐在地面，脚掌踩地，将左脚掌从右大腿下方放置于右臀外侧地面，让整条左腿外侧贴地，再将右腿叠放于左腿之上，右脚掌放置于左臀外侧地面。保持两侧坐骨贴地，内收腹部，让骨盆摆正坐稳，双腿膝盖尽量往身体中间靠近并且上下交叠，进入预备坐姿。

吸气时双手向上引导脊椎拉长；吐气时让下腹部向前贴近大腿，骨盆向前倾斜，手指尖点地支撑；再次吸气进入半前弯，手推地打直，辅助胸腔提升、延展脊椎；吐气时逐步放下身体的力量，感受上半身随着呼吸慢慢放松下沉，觉察动作逐渐加深至边界，保持稳定停留。

建议停留时间：两侧各停留3～5分钟。在身体两侧轮流进行的动作间，若觉得其中一侧特别紧绷、需要多些照料，可根据内在平衡感受，适当增加单边动作停留时间，或重复单侧练习。

离开动作

离开动作时，启动双手支撑及腹部内收力量开始摆正骨盆，慢慢回到轻松打直背部的坐姿，再让双腿往前伸直，在地板上轻松拍动，释放压力。

反向平衡动作

坐姿雨刷式或躺姿雨刷式的扭转中，髋关节的外展、内旋能平衡鞋带式内收、外旋的空间。

坐姿开胸式或桌子式的后弯能平衡舒展身体正面。

老虎式能有效活动髋部与脊椎，注入活力。

注意事项

鞋带式为髋关节屈曲、内收与外旋的开髋动作。叠在上方的腿部屈曲角度更深，若将双腿摆放好，并确认坐骨平稳扎根，已感受到足够伸展，不一定要再加上前弯，可用双手在臀部侧边地面往后、往下轻推，帮助脊椎向上拉长。如果因为髋关节间距以及大腿长度、厚度等因素，双腿膝盖无法上下交叠摆放，或感觉膝关节不适，可用半鞋带式取代本式的练习。

若有坐骨神经疼痛的问题，可在骨盆下方垫上较柔软的毛毯或坐垫，减少臀部周围组织压迫，让能量流通，或先避免此类臀部贴地的坐姿体式。若有颈椎错位变形或疼痛以及背部受伤或椎间盘突出，应避免此类低头圆背的前弯动作，或是用肩颈、背部能放松贴地，不压迫臀部的躺姿鞋带式或靠墙鞋带式取代坐姿半鞋带式的练习。

怀孕中后期不宜挤压胸腔、腹部，应避免前弯的部分，或是用瑜伽砖垫高骨盆，让双腿能向下放低，给腹部及髋部更多空间。

变化动作及辅具使用

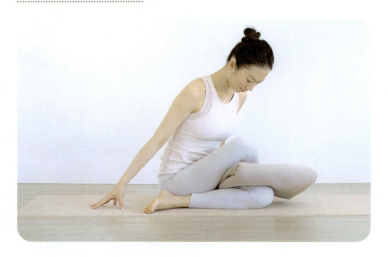

在预备坐姿时，若两侧臀部无法平稳贴地或感觉歪斜，可将瑜伽砖垫在臀部下方，让两侧坐骨平衡地坐稳。若是双膝无法上下交叠，可将毛毯垫在双腿的空隙间。

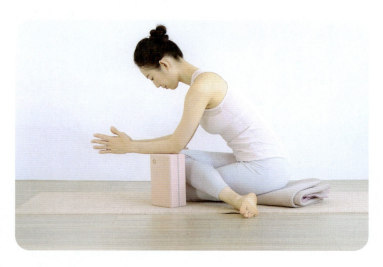

可逐步降低臀部下的支撑，让动作加深。双手扶在身体前方地面，控制上半身向前、向下沉的速度，自然微收下巴、低头，让脊椎呈现放松圆背的弧度，随着按摩感受贴近边界。可将辅具垫在双手臂或额头下方，支撑上身前倾的角度及重量，让整个背部、臀部及大腿外侧更为放松。

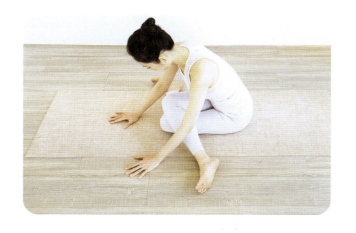

若前弯至腹部已贴在大腿上，觉得还能有更深入延展的空间，可将两边脚掌慢慢向外，往远离骨盆的方向移动，增加髋关节外旋角度，让按摩加深，但应特别注意膝盖周围没有过度拉扯的感受。

✦ 躺姿鞋带式

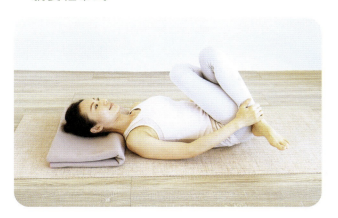

平躺在地面，将双腿膝盖弯曲，右大腿叠放在左大腿上，右手抓住左脚掌或脚踝，左手抓右脚，用双手的力量及重量，引导双腿慢慢贴近腹部。

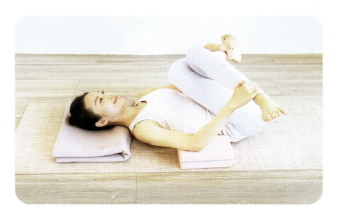

也可将脚掌向外拉，往远离骨盆的方向，加深髋关节外旋角度。可将瑜伽砖垫在双手肘下方，辅助肩膀手臂更放松。

06

半鞋带式

前弯 • 开髋

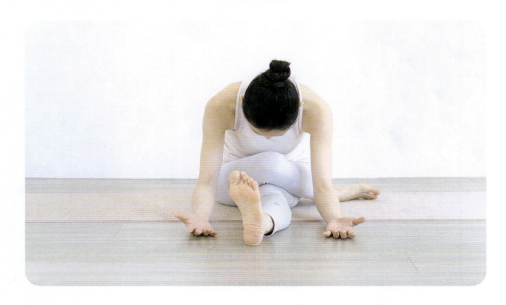

动作功效

伸展打直腿的后侧以及整个背部空间，弯曲腿（半鞋带脚）一侧的臀部、大腿外侧也得到舒展，温和按摩内脏器官。

经络路线按摩

膀胱经：行经伸直腿后侧以及整个背部。

胆经：行经弯曲腿的腰侧，以及臀部、腿部与脚踝外侧。

肾经、肝经、脾经：行经鼠蹊及大腿内侧。

进入动作

坐于地面，左腿向前伸直，弯曲右膝，将右脚掌放在左臀外侧地面，双膝盖往身体中线靠近，尽量让右膝叠放在左膝上，两侧坐骨保持平稳贴地，摆正骨盆，进入预备坐姿。

吸气时双手向上引导脊椎拉长；吐气时将骨盆前倾，从髋关节处弯身向前，双手可在臀部侧边或前方地面支撑。吸气进入半前弯，手推直，并将胸口提升、背部延展；吐气时开始逐步减少非必要力量的使用，保持有觉察的呼吸，腹部逐渐贴近大腿，背部呈现如同婴儿式的放松弧度，贴近动作边界，持续静观停留。

建议停留时间：两侧各停留3～5分钟。在身体两侧轮流进行的动作间，若觉得其中一侧特别紧绷、需要多些照料，可根据内在平衡感受，适当增加单侧动作停留时间，或重复单侧练习。

离开动作

离开动作时，启动双手支撑及腹部内收力量，慢慢摆正骨盆，回到轻松打直脊椎的坐姿，解开半鞋带脚，将双腿往前伸直，在地板上轻轻拍动放松，或转动脚踝释放压力。

反向平衡动作

坐姿雨刷式或躺姿雨刷式的扭转中，髋关节的外展、内旋能平衡半鞋带脚的内收、外旋。

下犬式以及三脚狗能舒展全身，体会双腿后侧及臀部周围按摩后的空间感。

坐姿开胸式或桌子式的后弯能平衡舒展身体正面。

注意事项

在不对称的动作间，在缓慢加深前弯的过程中，细心体会身体哪一个部位的感受先贴近边界，并且持续静观每个呼吸之间这些感受的变化，能帮助我们细心体会身体中的每一点变化。

若有坐骨神经疼痛的问题，可在骨盆下方垫上柔软的毛毯或坐垫，减少臀部周围组织压迫，让能量流通，或先避免此类臀部贴地的坐姿体式。若有颈椎错位变形或疼痛以及背部受伤或椎间盘突出，应避免此类低头圆背的前弯动作，或是用肩颈、背部能放松贴地以及不压迫臀部的躺姿半鞋带式取代坐姿半鞋带式。

怀孕中、后期进行练习时，避免腹部在前弯时和大腿挤压，可将骨盆适度垫高，或将在上方的鞋带脚放到打直腿的下方，给髋部及腹部更多调整空间。

变化动作及辅具使用

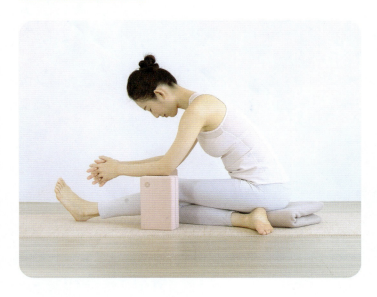

在预备坐姿中，若右边鞋带脚无法跨过左腿，或打直的左腿后侧较为紧绷，造成骨盆后倾无法摆正，可将半鞋带脚放置于打直腿的下方，让打直腿膝盖自然弯曲叠放在半鞋带腿上，或用毛毯垫在臀部下方，辅助两侧坐骨摆正后再进行前弯。加深动作的过程中，可用瑜伽砖支撑双臂，能节省力量并更好地放松肩颈、背部空间。

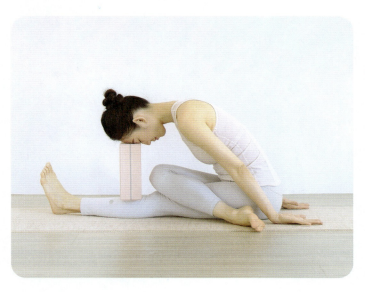

专注呼吸并且拥抱放松的过程，慢慢降低上半身，加深按摩。若腹部贴到上方的打直腿，感觉动作还能再加深，可将下方的半鞋带脚摆放到上方，逐步贴近动作边界。可将辅具垫在头部下方，手臂自然摆放在身侧，让背部及肩颈区域能更加放松。

◈ 躺姿半鞋带式

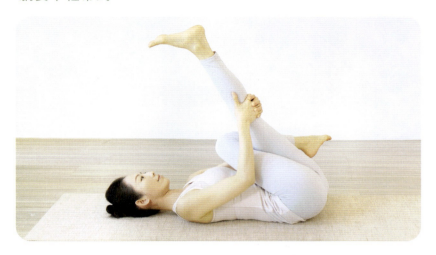

平躺于地面，脊椎舒适伸展，双腿膝盖弯曲，右大腿叠放在左大腿上，接着逐渐伸直左腿，加深左腿后侧伸展，双手扶在左腿后侧，引导双腿慢慢贴近腹部，练习感受双腿及手臂放松并沉向上半身。

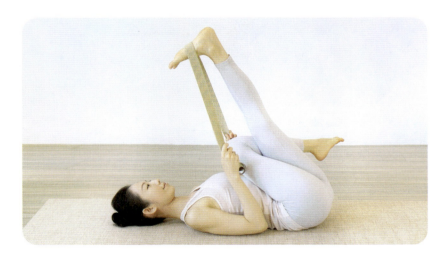

若手抱左腿时两边肩膀会离地浮起，或打直腿后侧伸展感觉太强烈，可将瑜伽绳套在左脚底，双手拉着绳子两端，牵引双腿贴近上身，放松肩膀贴地。

07

半英雄坐姿前弯

前弯 • 开髋

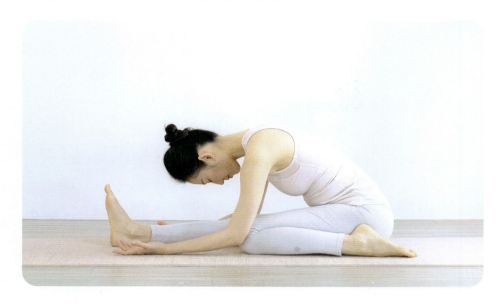

动作功效

伸展打直腿的后侧以及整个背部，同时舒展弯曲腿的脚背、脚踝与小腿前侧，温和按摩内脏器官。

经络路线按摩

膀胱经：行经伸直腿后侧以及整个背部。

脾经、胃经：行经弯曲腿的小腿、脚背前侧与鼠蹊区域。

进入动作

坐于地面，右腿向前伸直，弯曲左膝，让左脚背贴在左臀外侧地面，左小腿前侧及膝盖贴地，两侧坐骨在地面上坐稳，摆正骨盆，进入预备坐姿。

吸气时双手向上，引导脊椎往天空延伸，同时保持腹部内收、骨盆摆正；吐气时用双腿及坐骨推地的力量，将下腹部贴近大腿前侧，让骨盆前倾，双手在前方落地支撑；再次吸气进入半前弯，手推直，让胸口提升，利用吸气延展脊椎往前；吐气时逐步放松力量，自然低头圆背，让上半身慢慢往前往下沉，在动作的边界中稳定停留。

建议停留时间：两侧各停留3～5分钟。在身体两侧轮流进行的动作间，若觉察到其中一侧特别紧绷、需要多些照料，可根据内在平衡感受，适当增加单边动作停留时间，或重复单侧练习。

离开动作

离开动作时，启动双手支撑及腹部内收力量，将骨盆摆正，感受脊椎顺着骨盆方向的改变一节一节由下往上伸直，回到半英雄坐姿后，再将双腿往前伸直，在地板上轻轻拍动，释放压力。

反向平衡动作

坐姿开胸式或桌子式的后弯能舒展身体正面。

下犬式以及三脚狗能感受腿部后侧空间，脚掌踩地能让脚背的伸展恢复平衡。

桥式的反向后弯能平衡舒展身体正面及大腿前侧空间。

注意事项

应特别注意，在弯曲膝盖进入半英雄预备坐姿的过程中，如果膝盖或脚踝感觉不适，切勿勉强进行；若有坐骨神经疼痛的问题，可以在臀部下方垫上柔软的毛毯或坐垫，减少臀部周围组织压迫，让能量流通，或先避免此类臀部贴地的坐姿体式；若有颈椎错位变形或疼痛以及背部受伤或椎间盘突出，应避免此类低头圆背的前弯动作，可用肩颈、背部能放松贴地以及不压迫臀部的躺姿单腿后侧伸展式取代半英雄坐姿前弯打直腿后侧伸展的部分，再用婴儿式取代半英雄坐姿前弯小腿脚踝前侧的伸展，减少膝关节及脚踝过多的压力。

生理期或孕期都可适当练习，若怀孕中、后期前弯时腹部会压在大腿上，可将双腿往左右略为分开，让腹部不受挤压。

变化动作及辅具使用

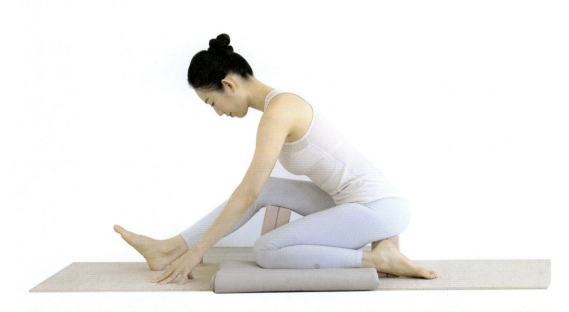

在预备坐姿中，若半英雄坐姿的左侧坐骨无法稳坐地面，或膝盖、脚踝感觉不适，可用瑜伽砖将臀部垫高，辅助两侧坐骨坐稳，并且让膝盖、脚踝有更多空间；若是脚踝前侧较为紧绷，可将毛毯垫在脚踝以上的小腿前侧；若是打直腿的后侧较为紧绷，可适度弯曲膝盖，并用瑜伽砖支撑，后期再将辅具逐步降低以加深按摩。

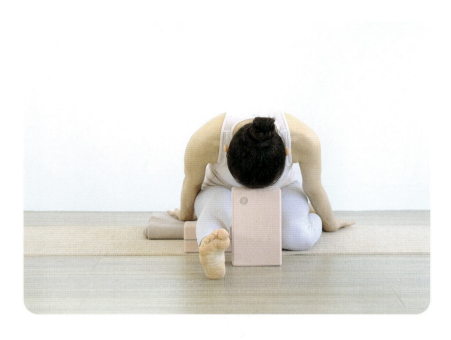

随着身体慢慢放松，感觉身体准备好了，能让按摩更深入时，可以逐渐将辅具降低，减少支撑，进而加深前弯幅度，慢慢让身心贴近（但不超过）深层舒展的边界。可以在额头下方垫上辅具，支撑上半身的重量及角度，探索手臂更放松的位置，让整个背部及肩颈区域更加放松。

❖ 躺姿单腿后侧伸展式

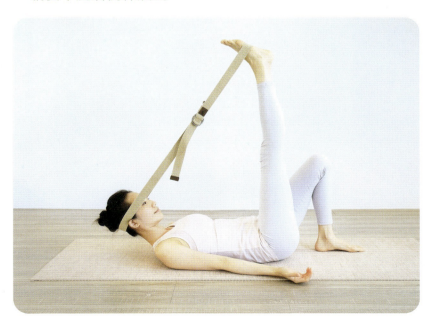

平躺于地面，左膝弯曲，脚掌踩地，保持骨盆稳定不歪斜，慢慢将右腿向空中伸直，双手扶在右腿后侧，引导右脚逐渐贴近上半身，加深前弯，再练习放松右脚及双手的重量，辅助动作加深。

确认肩颈无任何不适时，可将瑜伽绳圈套在后脑勺及右脚掌，右腿伸直带着绳圈向上，让头部稍微离地，头放松枕在绳圈上，辅助肩颈、手臂放松。后期将绳圈逐渐缩小，可让右腿更贴近上半身（而非将头过度抬高），加深右腿后侧伸展。

08

婴儿式

前弯

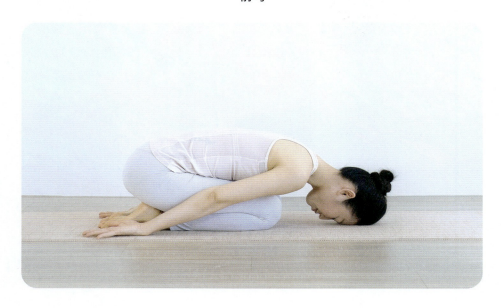

动作功效

让脊椎恢复最原始的曲线，放松整个背部，温和按摩内脏，特别是能让腰椎及颈椎区域轻柔延展。温和的婴儿式前弯除了能作为主要体式练习，也能作为后弯体式后的反向平衡动作，或体式转换间停留静观的姿势，让身心回归平静的空间。

经络路线按摩

膀胱经：行经整个背部及臀部。

脾经、胃经：行经大腿、小腿、脚背前侧与鼠蹊区域。

进入动作

跪坐于地面，脚背平贴，臀部向后贴近脚跟，腹部及胸口向前贴在大腿上，额头轻贴地，让肩颈及整个背部放松延展，手臂可以自然向前或向后延伸摆放。

建议停留时间：停留3～6分钟。感受身体需要，若有辅具帮忙支撑，可适度加长停留时间。

离开动作

离开动作时，双手在肩膀两侧推地，慢慢将上半身推坐起来，再让双腿向前伸直，在地板上轻轻拍动双腿或转动脚踝释放压力。

反向平衡动作

牛猫式以及老虎式能加强身体正面舒展，放松脊椎及髋部。

眼镜蛇式以及蝗虫式的反向后弯能平衡舒展身体正面。

下犬式以及三脚狗能舒展全身，加强双腿及脚踝舒展。

注意事项

相对于其他前弯体式来说，婴儿式是较为温和的前弯动作，是随时都能进入的放松体式。还可作为其他深度前弯动作的前导姿势，让身体循序渐进地慢慢加深动作的空间。

生理期或孕期都可适当练习，若怀孕中、后期腹部会挤压在大腿上，可将双腿略为左右分开，用辅具支撑上身，让腹部不受挤压。

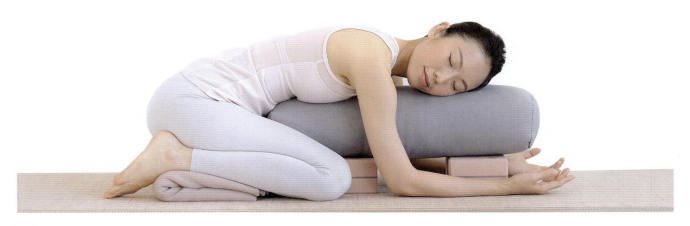

1

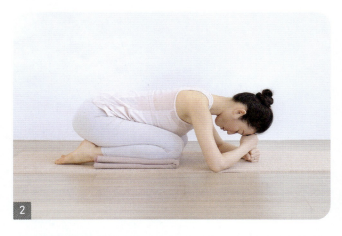

2

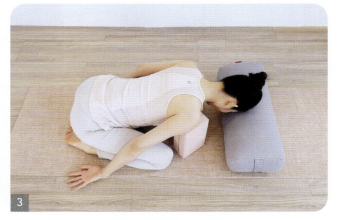

3

若脚踝前侧较为紧绷，可将毛毯折成厚条状垫在脚踝下方，或是膝盖左右分开一点，将瑜伽枕及瑜伽砖垫在身体下方，让腹部及胸口贴在枕上能加强内脏按摩，将额头或侧脸贴在枕上，感受整个背部与颈部的放松（图1）。若为侧脸贴枕，记得要定时换边。

逐步加深动作，可减少辅具支撑，换成较薄的毛毯垫在脚踝以上的小腿前侧空间，让脚踝的伸展循序渐进。若腹部贴在大腿或枕上感觉被压迫，难以呼吸，或肚子不适合被挤压（如怀孕中后期或刚吃饱），可将膝盖左右分开一些，腹部沉在大腿之间。若额头无法放松贴地，可双手握拳上下重叠在额头下方（第86页图2）。或是将两块瑜伽砖八字形垫在肩膀下方，手臂可向后延伸摆放，额头放在枕上，用辅具支撑整个上身，是较为温和放松并给予腹部空间的版本（第86页图3）。

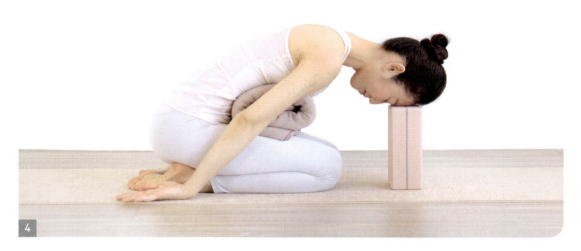

加强腹部按摩以及下背舒展的版本：可将毛毯卷成适宜的大小与厚度，夹在大腿与腹部之间，额头下方用瑜伽砖支撑（图4），给腹部更强的挤压按摩，同时给背部创造更圆弧的舒展幅度。每天身体状况都不同，此版本适宜空腹时进行，注意长时间停留时呼吸的感受，可以通过增减毛毯厚度及位置来调整动作。

09

毛毛虫式

前弯 • 开髋

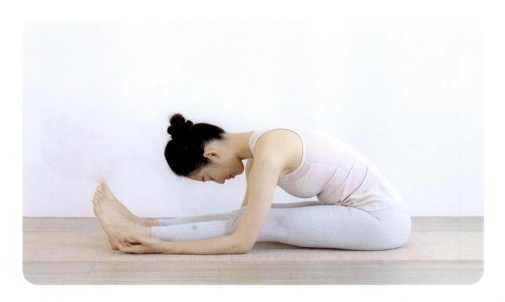

动作功效

如同阳瑜伽的坐姿前弯，一路从脚底、双腿后侧、整个背部、颈部后方、后脑勺，甚至到眉毛以上的额头部分，都能轻柔伸展。感受身体各部位互相联结的关系感，小腿后侧的紧绷可能会影响到肩颈、上背的感受及空间，下背的紧绷可能会影响到腿部后侧的感受。舒展整体背部空间的同时，正面的胸、腹、骨盆会得到按摩挤压。

经络路线按摩

膀胱经：行经双腿后侧以及整个臀部、背部，一直延伸到眉毛上方。

肾经：行经脚底以及双腿内侧。

进入动作

坐于地面，双腿向前伸直并向下推地，脚掌、脚趾勾起，腹部内收，让骨盆摆正，脊椎轻松挺直，进入预备坐姿。

吸气时双手向上引导脊柱拉长；吐气时向前倾斜骨盆，双手点地支撑；再次吸气进入半前弯，将手推直，胸口提升，持续延展脊椎；随着深长吐气慢慢向前、向下放松身体，逐渐让背部呈现自然的弯曲弧度，避免耸肩驼背，压缩胸腔呼吸空间。双手在地面支撑，辅助调整上身下降的速度，觉察动作逐渐加深至深层但舒适的极限（边界）之内，保持稳定静止的停留，并调整双手至舒适放松的角度，让觉察力随着加深的按摩能量，往内渗透进更深层的角落。

建议停留时间：停留3～6分钟。感受身体需要，若有辅具帮忙支撑，可适度加长停留时间。

离开动作

离开动作时，启动双手支撑、腹部内收及双腿推地的力量，摆正骨盆，吸气，慢慢将脊椎一节一节由下往上伸直，回到轻松打直脊椎的坐姿，自由移动身体释放压力，或进行反向平衡动作。

反向平衡动作

坐姿开胸式、桌子式、眼镜蛇式、蝗虫式的后弯能平衡舒展身体正面。

牛猫式、老虎式能有效释放脊椎压力，活动髋部。

下犬式以及三脚狗的变化能舒展全身，体会双腿后侧松开后带给身心的空间感。

注意事项

在各种前弯体式的预备坐姿中，要确实摆正骨盆，并从髋关节处前倾骨盆、启动前弯（而非仅从背部弯腰向前），引导脊椎及腿部后侧能更平均舒展。在左右对称的毛毛虫式中，仔细体会是否有不对称的感受存在，例如某侧的小腿肚特别紧绷，或右下背有较多的收缩感等，进而加强这些部位的照料，创造整体平衡的内在空间，也帮助我们开始将觉察力向瑜伽垫外延伸，在生活中找出造成这些不平衡发生的原因。

若有坐骨神经疼痛的问题，可在骨盆下方垫上柔软的毛毯或坐垫，减少臀部周围组织压迫，让能量流通，或先避免此类臀部贴地的坐姿体式。若有颈椎错位变形或疼痛以及背部受伤或椎间盘突出，应避免此类低头圆背的前弯动作，或是用肩颈、背部能放松贴地以及不压迫臀部的躺姿毛毛虫式及靠墙毛毛虫式，或是站姿的悬垂式来取代坐姿毛毛虫式。

　　生理期或孕期都可适当练习，若怀孕中、后期腹部会挤压大腿，可将双腿略为向外分开，让腹部有更大空间。

变化动作及辅具使用

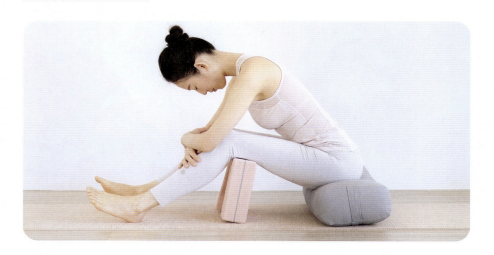

在预备坐姿中，若无法摆正骨盆坐在地面，可在臀部下方垫上毛毯或瑜伽枕，膝盖适度弯曲至骨盆能轻松摆正、脊椎能舒适打直的程度，并用瑜伽砖支撑膝关节弯曲角度，双手可扶在腿上，循序渐进加深前弯。

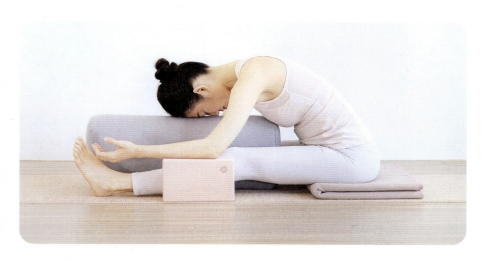

慢慢降低辅具的支撑，体会在每个呼吸之间逐步加深的按摩能量，在弯至动作的边界时，将辅具支撑在额头及手臂下方，让整个颈肩以及背部空间深层放松。

躺姿毛毛虫式

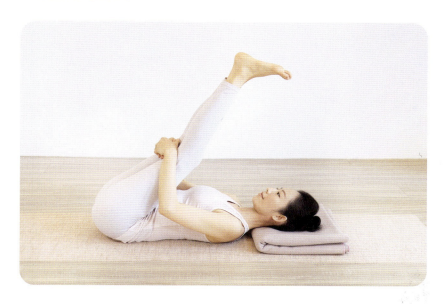

平躺于地面，将毛毯枕在头颈后侧，肩膀轻松贴地不耸肩，将双腿向空中伸直，双手扶在大腿后侧辅助，用手引导，让双腿逐渐贴近上半身，加深腿部后侧伸展。当双腿呈现倾斜向上半身的角度时，练习感受双腿放松沉向上半身，加深前弯。

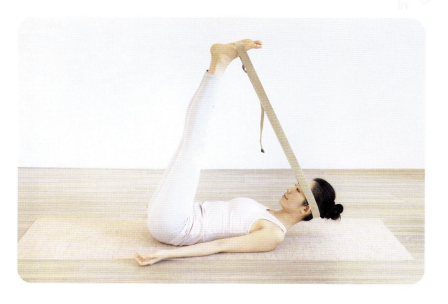

确认颈部无任何不适时，可将瑜伽绳圈套在后脑勺及双脚掌上，双脚将绳圈轻轻带向天空，让绳圈拉起头部稍微离地，头放松躺在绳圈上，引导肩颈、手臂的放松。后期将绳圈逐渐缩小，让双腿慢慢靠近上半身，加深动作，注意不是让上半身向前靠近腿部，避免头部离地过高，造成颈部后侧过度拉伸、前侧喉咙过度挤压。

10

悬垂式

前弯 • 开髋

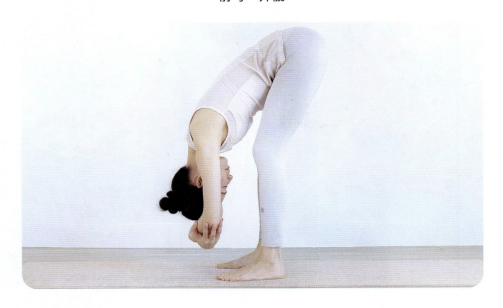

动作功效

也可称为"站姿毛毛虫式",能舒展整个"浅背线",利用地心引力牵引脊椎向下放松延展。头部位置低于心脏高度,能够得到类似倒立给身心带来的好处,能按摩内脏器官并强化横膈膜,还有提神醒脑、沉静身心的作用。

经络路线按摩

膀胱经:行经眉毛以上、整个背部及双腿后侧空间。

肾经:行经脚底以及双腿内侧。

进入动作

预备姿势为双脚与臀同宽的站姿山式，吸气时双手向上引导脊椎拉长；吐气时微弯膝盖，让上身从髋关节处倾斜，骨盆向前，让下腹部贴近大腿前侧，双手扶在小腿上；再次吸气进入半前弯，将双手推直，胸口向前延伸，让背部打直不拱背；吐气时让头部与脊椎慢慢往下放松，手可以扶在辅具或双腿上，控制上半身向下降的速度，逐渐让头顶朝下，背部呈现自然延展的弧度，感受上半身重量交给地心引力，向下"悬挂"着，觉察动作贴近边界后，保持稳定、静止的停留。双手可互抱手肘向下垂挂放松。

建议停留时间：停留2～4分钟。初学者可以从1分钟开始，让身体慢慢适应倒立状态，之后再逐次拉长停留时间。若有辅具或墙面支撑，可适当加长停留时间。

离开动作

离开动作时，保持膝盖弯曲，启动双脚踩地及双手支撑力量，腹部内收，保持深呼吸，缓慢将脊椎一节一节由下往上放松竖立起来，最后再将膝盖打直，回到山式，调息。也可以保持前弯，将脚尖朝外，脚跟之间保留适当空间，将臀部向下深蹲至脚跟之间，进入蹲坐式，保持低头放松，不急着抬头，觉察呼吸恢复平稳、轻松后，再慢慢抬起头来，进行反向平衡动作。

反向平衡动作

坐姿开胸式、桌子式、眼镜蛇式、蝗虫式的后弯能平衡舒展腹部及胸腔空间。
牛猫式及老虎式能放松脊椎及髋部。

注意事项

若低头倒立让呼吸不顺或胸腔有明显压迫感，切勿勉强停留。有任何血压相关或眼部疾病，以及有头痛或鼻塞等症状时，应避免此类头部低于心脏的动作，可用坐姿毛毛虫式、躺姿毛毛虫式或靠墙毛毛虫式取代悬垂式。

上身往下垂挂需要双腿的支撑力，若腿部无力辅助动作长时间停留，除了膝盖多弯曲一些外，也可以用辅具支撑上身，或做靠墙悬垂式，也可以暂时离开体式，让腿部肌肉休息，释放疲劳后，再回到稳定的停留中。

孕期练习可将双脚左右分得更开，以扩大给腹部的空间，上身放松向下，能有效舒展下背，但悬垂式重力往下的方向，还是会更多地压缩胸腔。可做手扶在墙面上的靠墙垂悬式，并且视呼吸状态调整停留时间，或是用更温和的坐姿毛毛虫式或靠墙毛毛虫式取代悬垂式。

变化动作及辅具使用

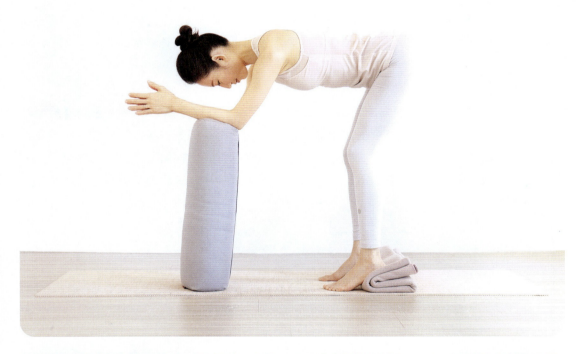

　　若髋部及双腿后侧较为紧绷，可将毛毯折厚一点，踩在双脚跟下方，减少腿部后侧伸展深度，并用较高的辅具支撑上身，让动作有循序渐进、慢慢加深的调整空间。

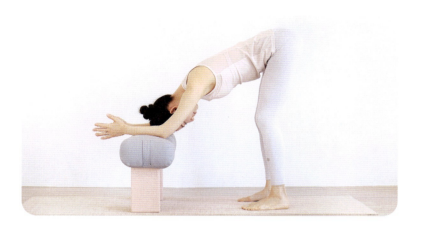

保持顺畅呼吸，观察身体背面何处拉伸感受较为明显，让上半身慢慢往下放松垂挂，自然加强前弯深度，并在双手或头部下方使用辅具支撑，让腿部及手臂更节省力量。

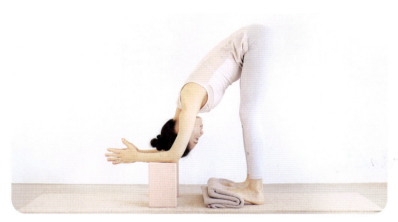

慢慢将双手或头部下方的辅具降低，加深整体背侧舒展感受。还可将毛毯折厚一点，踩在脚掌前方，让小腿后侧加强按摩伸展。

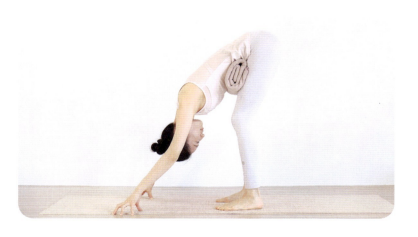

若身体背侧或髋部空间较为紧绷，腹部难以贴近大腿，可让膝盖弯曲多一些，或将毛毯折叠成适当厚度，夹在腹部与大腿之间，让整个上身能贴在毛毯上，加深内脏按摩与下背舒展。如果腹部受挤压后感觉不适，切勿勉强进行。

11

蜗牛式

前弯

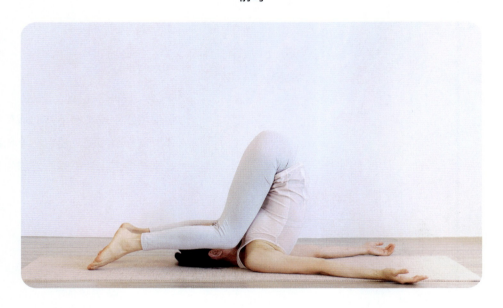

动作功效

深度延展整个背部的倒立体式，有深层按摩内脏器官的功效。主要由肩膀及上背部贴地，在空中倒置的双腿成为加深动作的辅助。

经络路线按摩

膀胱经：行经整个后背、臀部及双腿后侧。

进入动作

平躺于地面，保持肩膀远离耳朵，不耸肩，利用腹部及双手推地的力量将双腿往头部上方带起，顺势让臀部离地，并同时用双手掌撑托背部，慢慢将臀部往肩膀上方抬起，膝盖放松弯曲、往耳朵方向靠近，并逐渐让脚趾贴近地面，运用深长呼吸放松后背空间，确实让身体重量落在肩膀及上背部，感觉稳定时可将双手贴地，放松。

建议停留时间：停留2～3分钟。初学者可以从1分钟开始，让身体适应倒立的状态，之后再逐次拉长停留时间。若有辅具支撑，可适当加长停留时间。

离开动作

离开动作时，要用腹部力量控制，双手从下背往臀部、大腿外侧方向支撑，慢慢将背部→臀部→腿部贴回地面，平躺。

反向平衡动作

支撑放松式让脊椎回复自然曲线中静置放松。

躺姿雨刷式的扭转能按摩脊椎及髋部，释放压力。

桥式的后弯能平衡舒展身体正面，并启动背部、臀部收缩的力量。

注意事项

蜗牛式为深度前弯，并且属于倒立体式，建议先做其他较温和的前弯体式，循序渐进地舒展身体背侧空间后，然后再练习深入伸展整个后背空间的蜗牛式。其动作外形如同阳瑜伽中的耳朵压力式，但内在停留的状态较为放松，允许背部自然弯曲，腹部、腿部力量放松，动作侧面形状像蜗牛卷卷的外壳，动作进行时也要像蜗牛爬行的速度一样，缓慢而有觉察地移动和调整。要特别注意，动作停留时身体重量落在肩背及后脑勺上，不让颈部承重或过度拉伸，尽量保持颈椎自然离地的微弯曲线，可将毛毯垫在肩膀及上背部，创造颈部舒适空间。

生理期、孕期，不适宜倒置以及腹部受压的体式。

变化动作及辅具使用

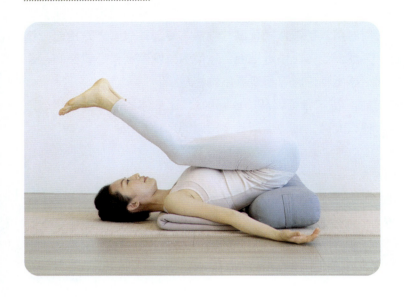

视颈部情况，可将毛毯垫在肩膀及上背部，让颈椎保持自然弧度，不让颈椎过度拉直贴地。可从桥式轻松进入本式，脚掌踩地面将骨盆抬起后，将瑜伽枕横放在骨盆后方，臀部坐在枕上，再将双腿慢慢贴向上半身，类似躺姿毛毛虫式，开始加深前弯，感受背部空间逐渐延展，是较温和的蜗牛式版本。

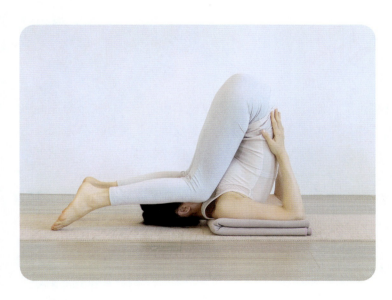

加深动作，将双手肘贴地，手掌撑托下背，将整个臀部及双腿慢慢向上抬往肩膀上方，双腿放松下沉，膝盖弯曲靠近耳朵，脚趾、脚背贴地，双手自然往上背方向移动并支撑。

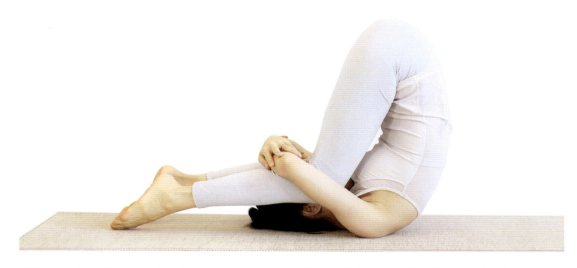

逐渐感受身体重心稳定落在肩膀及上背，臀部也接近肩膀正上方，双手不需要再撑托背部，可环抱双腿后侧，让背部及肩膀呈现顺畅伸展的弧度。

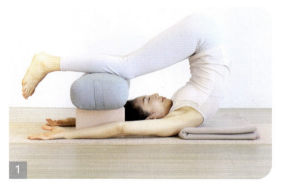
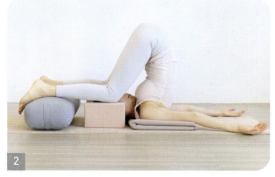

手部变化还可以向上延伸贴地，脚掌悬空无法贴近地面时可将辅具垫在小腿（图1）或膝盖（图2）下方，让双腿得到支撑，后背的放松伸展能更均匀，更有调整空间。要特别注意，"动作的外形，不代表内在的感受"，体式练习的重点是开启觉察，在进行动作变化或调整时，应放慢速度仔细感受。

后弯
——敞开、接纳

当生命随着每个自在呼吸不断绽放时，让我们敞开胸腔，练习保持一颗柔软、开放的心，接纳每个好与坏，使之成为丰富人生的体悟与智慧。

12

融心式

后弯 • 开胸 • 开肩

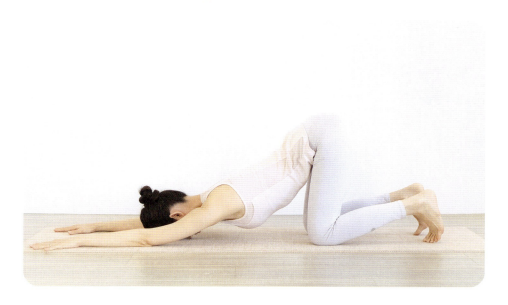

动作功效

在腰椎较无压力或承重的角度下，深层扩张舒展前胸及肩膀，加强中背及上背的收缩按摩，创造自在呼吸的空间，有刺激活化胸腺及甲状腺的功效。融心式中头部的位置略低于心脏，可作为倒立体式或深度后弯练习前的准备动作。

经络路线按摩

十二经络：行经胸、腹、盆腔各脏腑与头颈肩及手臂区域。膀胱经在背部区域得到收缩按摩、在臀部区域得到放松伸展。

进入动作

从双手、双膝着地开始，将手肘、小臂贴地，膝盖在臀部下方，吸气时轻柔延展身体正面，收缩后背；吐气时慢慢将手臂向前延伸打直，额头轻贴地面，并且调整双手左右宽度，让肩关节能舒适伸展，放松肩膀、远离耳朵，保持颈部延伸、不压迫，随着呼吸逐渐加深后弯空间。

建议停留时间：停留3～5分钟。

离开动作

离开动作时，将双手逐一收回，掌心在脸部侧边推地支撑，将上半身提起、离地，回到双手、双膝着地，可先静坐观察内在能量的变化，再慢慢进行反向平衡体式。

反向平衡动作

婴儿式的温和前弯能有效释放脊椎压力，平衡后弯空间，也是能放松静观停留的姿势。

牛猫式可接在婴儿式前后，能良好地活动脊椎、肩膀及髋部。可在猫式拱背时停留，加强背部舒展。

注意事项

如同动作名称"融心式"一样，将胸口慢慢向下放松、"融化"的过程，不只感受身体正面的延展，同时也觉察身体背面的收缩，注意上背、肩颈及下背腰椎处，没有过度的挤压或任何不适，保持能够顺畅呼吸及吞口水的空间。

生理期或孕期都可适当练习，若怀孕中、后期腹部挤压大腿，可将双腿左右分开，给腹部让出空间。本式经常作为调整胎位的动作，但应在医生指示下进行。

变化动作及辅具使用

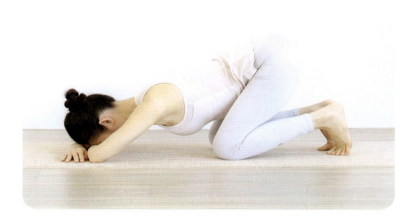

每个人身体各部位长度、比例不同，可以从更温和的角度开始探索后弯空间。将臀部向后移到膝盖后方，降低骨盆高度，手肘向外弯曲，小臂枕在额头下方，能让后弯的角度较为温和。加深动作时，可将手臂向前伸直，膝盖慢慢向后退到臀部下方，提升骨盆高度，探索自己最深层舒适的后弯边界，并且感受头部、颈椎、肩关节、胸椎、肋骨、腰椎、骨盆以及髋部区域互相牵动、影响的关系。

可用瑜伽枕将双手及头部垫高，让胸口有更多放松下沉的空间。头可以转向一边，让侧脸贴在枕上，并记得换边平衡。

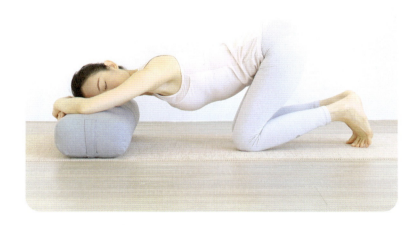

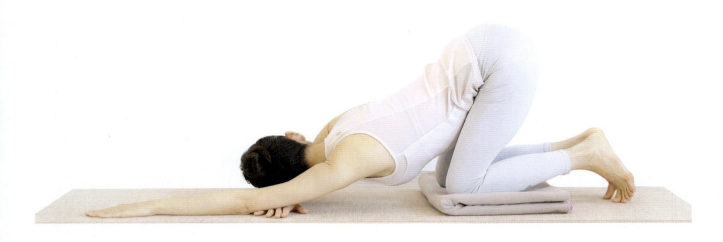

如果膝盖跪地感到不适，可将毛毯垫在膝盖下方。动作可单边进行加强，将右手肘弯曲，右小臂横贴在额头下，左手臂往前伸直，肩膀放松、远离耳朵，将头向右转，让左侧脸颊枕在右小臂，深呼吸，将左胸、腋下放松下沉。若肩关节有卡住不适的感觉，可将左手向外移动或微弯手肘，探索左侧肩胸区域深层舒展的边界，每侧可停留 2 ～ 3 分钟。

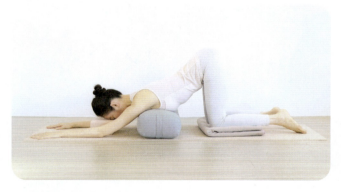

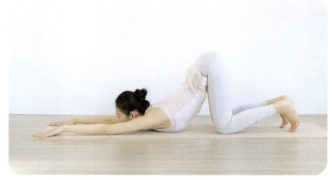

若手臂伸直时肩关节感到不适，可让手肘向两侧微弯，探索舒适伸展角度。若额头贴地时感到肩膀或颈部后侧不适，可在胸口及额头下方用辅具支撑；或让臀部向后接近脚跟，让脊椎后弯幅度减小，在能顺畅呼吸的位置停留。

若觉得动作能再加深，可逐步降低辅具支撑，让身体正面继续延展拉长，背部空间按摩收缩。或许最后能从额头贴地换成下巴贴地，让胸口更贴近地面，加深胸腔与颈部前侧伸展，但要注意不过度压迫颈部后侧空间。

13

狮身人面式

后弯 • 开胸

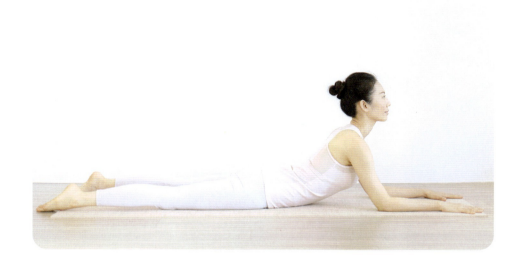

动作功效

延展脊椎前侧，收缩背侧，特别能刺激、活化下背腰骶椎处，并按摩位于中背部的肾脏。

经络路线按摩

十二经络：行经胸、腹、盆腔各脏腑与头颈肩区域。胃经及脾经在鼠蹊及大腿前侧加强伸展，膀胱经在背部区域得到收缩按摩。

进入动作

从趴姿开始，双脚大致与臀同宽，向后伸直，用小臂、手掌撑起上半身，手肘与肩同宽，置于肩膀前方。顺着吸气将身体正面拉长，胸腔向前、向上提升，吐气时肩膀往后、往下远离耳朵，感受后背平均收缩，加深后弯。

建议停留时间：停留3～5分钟。若无任何辅具，手臂、肩膀用力支撑觉得很酸，可将动作分成两次1～2分钟的停留，中间适时离开动作，让疲劳的肌肉休息、放松后，再回到体式的停留观察中。

离开动作

离开动作时，缓慢倒退出后弯，将手肘向外移动，降低胸腔，趴下，手掌心枕在额头下方，稍作休息后，再进入反向平衡体式的练习。

反向平衡动作

动物放松式让脊椎进入中立延伸的放松角度，手臂、肩膀也得到休息。

婴儿式温和的前弯能平衡舒展背部。

牛猫式的流动能让脊椎、肩膀及髋部释放压力，注入能量。

注意事项

若背部不适或有旧伤，进行本动作时速度一定要更缓慢，从较温和的后弯角度开始认真感受，停留时间先从1分钟开始，循序渐进地加深动作以及停留时间。

双脚左右摆放的宽度会影响后弯深度及感受，通常双脚宽度越宽，越容易将上半身推高，但也可能会在下背空间有越多的收缩感受；双脚宽度越窄，上身可能相对越不容易提高，但下背有较多平均收缩及调整的空间。内在空间因人而异，能够长时间稳定停留在动作中（而非挑战超越极限的角度），才是活化阴组织以及开启更深度觉察的关键。而且，体式带给身体的按摩感受不一定只在停留时发生，练习完后的持续觉察也相同重要。观察动作效果后续的影响，除了能作为下次练习时的参考，更深入理解并尊重内在空间，也可以帮助我们将觉察力更全面地延伸到生活中。

怀孕前期若无特殊情形，可适度温和后弯，但注意不过度压迫腹部。可用辅具在身体正面支撑，创造腹部不接触地面的后弯空间。怀孕中后期，因为腹部凸出，腰椎后弯（前凸）曲度自然增加的关系，对于深层后弯及腹部贴地的体式，应审慎或避免。

变化动作及辅具使用

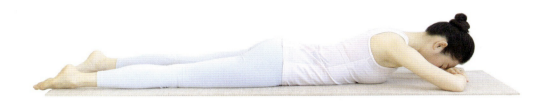

可将双手掌心置于额头下方，呈现趴姿，肩膀放松，远离耳朵，是最温和的狮身人面式。

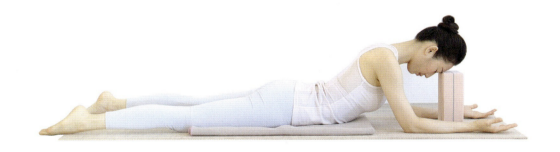

加深动作时，将小臂手肘放置于肩膀前方地面支撑，将头部及胸腔慢慢抬高，感受正面空间的舒展和背部空间的收缩。可保持下巴微收，低头，颈部顺向延伸，不耸肩，并在额头下方用瑜伽砖支撑，辅助肩颈、手臂进一步放松。若骨盆前侧压在地面感觉不适，可将毛毯垫在骨盆及大腿下方。

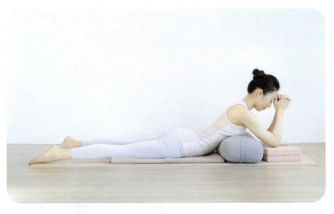

确认身体正面的延展以及背部的收缩都可以再加深时，可将瑜伽枕垫在胸口下方、瑜伽砖垫在手肘下，将上半身再抬高。也可用手掌撑托头部，细心感受脊椎整体状态，探索身体深层后弯的边界。

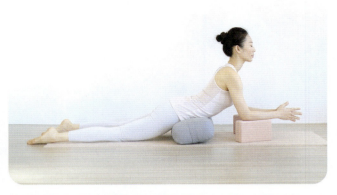

逐渐加高垫在身体前侧的辅具高度，包括小臂下方、骨盆、腹部下方的支撑，将上半身抬高升起，加深后弯空间。手臂及腹部保持适当力量支撑及微调动作，保持肩膀往后往下放松、远离耳朵，下巴可稍微上提，引导颈部前侧加强伸展，但注意不过度挤压颈部后侧，贴近动作边界后，稳定静止地停留、观察。

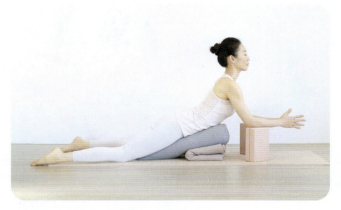

安静观察身体各部位的感受和需要，灵活使用辅具。例如增加在小臂下方及骨盆腹部前侧的辅具高度，让胸腔向上提升，加深后弯，也可探索双脚左右摆放的宽度对整体后弯的影响。

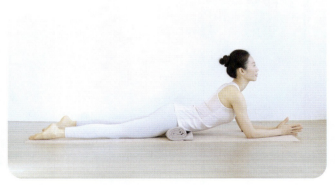

可将毛毯卷成圆筒状，横放于鼠蹊下方，加强腹股沟区域按摩，调整双脚的左右宽度，探索让上身更容易提高从而加深后弯的空间，但应特别注意下背收缩按摩的感受别过头。

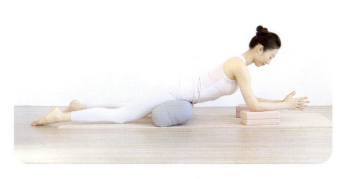
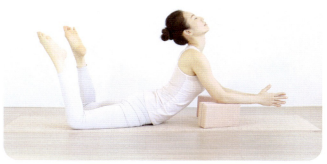

若辅具放置于骨盆下方时挤压腹部感觉不适，或孕期不适宜压迫腹部，可将瑜伽枕放置于大腿下，并用瑜伽砖将手臂垫高，给腹部留出空间。

移开胸腹或大腿下方辅具能加深后弯探索空间。也可再加高小臂下方瑜伽砖支撑，慢慢弯曲双腿膝盖，能加深大腿前侧伸展。还可将下巴提高，加强颈部前侧伸展及整体后弯感受。

可弯曲单侧膝盖，并用同侧的手辅助脚跟慢慢贴近臀部，加深腿部前侧及肩膀前侧伸展，单边动作停留 2 ~ 3 分钟后，进入动物放松式稍作休息，再换边进行。

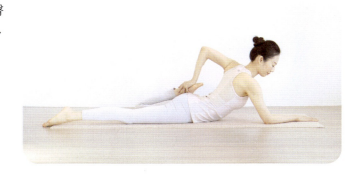

◎ 蝴蝶狮身人面式

在趴姿预备动作时，将脚掌相贴进入蝴蝶脚后，用小臂及辅具支撑着逐步将上身推高进入狮身人面式后弯。脚掌可贴近骨盆（小蝴蝶）或远离骨盆（大蝴蝶），感受髋部空间舒展，并且探索髋部动作对于脊椎整体后弯角度有何影响及关联。

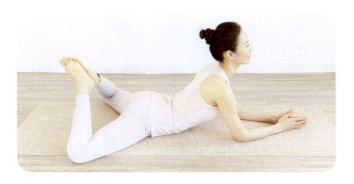

14

海豹式

后弯 • 开胸

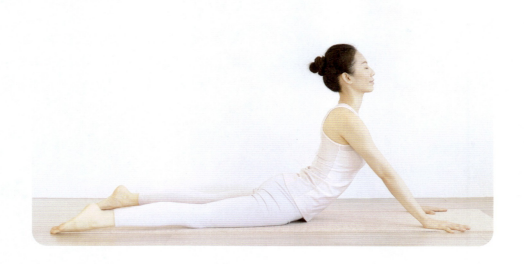

动作功效

通常衔接在狮身人面式后，进一步加深后弯，让身体正面更深层延展，并加强下背收缩按摩，背部后弯曲度更明显，亦有强化手腕、锻炼手臂和肩膀力量的效果。

经络路线按摩

十二经络：行经胸、腹、盆腔各脏腑与头颈肩区域。胃经及脾经在鼠蹊及大腿前侧加强伸展，膀胱经在背部区域得到收缩按摩。

进入动作

趴于地面（或接续狮身人面式），手掌贴在垫子左右两侧。吸气时慢慢打直手臂，推高上半身，加深后弯；吐气时保持肩膀放松、远离耳朵，肩胛骨向后、向下沉，辅助胸腔向前、向上提升。若感觉后弯角度过深，可将手掌向前移动一些，降低上身抬起的幅度。

建议停留时间：停留2～3分钟。或接续狮身人面式的停留时间。若手臂支撑觉得很酸，可将动作分段停留，从每次1分钟开始，中间适时让手臂、肩膀休息后，再慢慢增加后弯与停留的时间。

离开动作

离开动作时，缓慢弯曲手肘，逐渐降低上身高度，腹部、胸口贴回地面，在额头或侧脸贴地的趴姿中稍作休息。

反向平衡动作

动物放松式能让脊椎进入中立延伸的放松角度，手臂、肩膀也得到休息。

婴儿式温和的前弯能平衡舒展背部空间。

牛猫式的流动能让脊椎、肩膀及髋部释放压力，注入能量。

注意事项

进入深层后弯边界停留时，除了手臂的支撑之外，可适当使用腹部、臀部以及腿部打直延伸的力量，调整到更稳定、舒适的位置。

长时间慢慢加深的后弯，离开动作的过程也一样的要缓慢，逐渐释放压力，觉察动作余韵，不急着进行反向平衡动作。动作停留时不是将上半身推得越高越好，重点是要练习认识及联结内在空间，理解身体所传达的信息与回应，尊重身体的极限。

怀孕中后期，因腰椎后弯（前凸）曲度自然增加的关系，对于深层后弯及腹部贴地的动作，应审慎或避免。

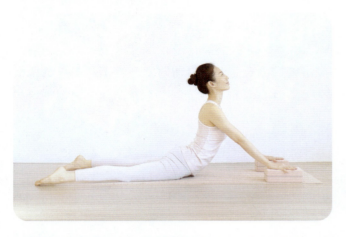

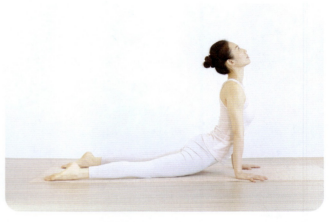

从第 110 页动作延伸，可用瑜伽砖将双手加长垫高，辅助后弯加深。

也可逐渐让手臂来到垂直支撑的位置，但需注意长时间停留时手腕的状态。

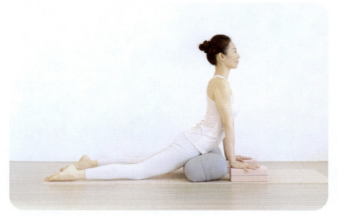

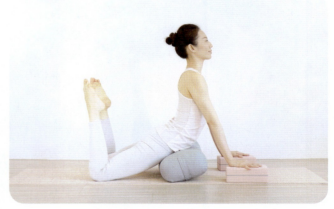

加深或调节后弯角度，可将瑜伽枕垫在骨盆前方区域，或视身长、手长比例，将瑜伽砖垫在手掌下方，探索更均匀深入的后弯空间。

可将双腿膝盖慢慢弯曲，加强大腿前侧伸展以及整体后弯的深度。

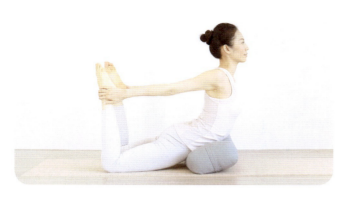

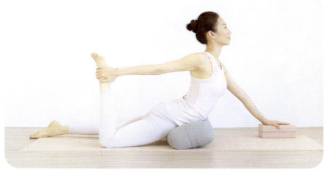

当骨盆前侧有瑜伽枕稳定支撑时，可进一步将双手向后抓住脚背或脚踝前侧，双脚掌往后远离骨盆，牵引双手向后，进入更深层的弓式后弯空间，加强胸腔及肩膀前侧舒展以及腰骶椎处的收缩按摩。

或弯曲单侧膝盖，并用同侧手掌抓住脚掌，用手的力量辅助脚跟往臀部方向靠近，加强大腿前侧及肩胸前侧的伸展空间。

也可将单侧手脚连接，做半弓式，停留 1 ~ 2 分钟，再换边进行。

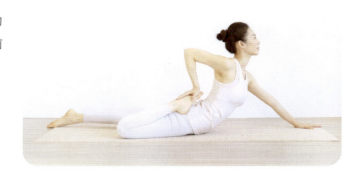

蝴蝶海豹式

可接续在蝴蝶狮身人面式后，慢慢打直手臂进入。或在预备动作的趴姿当中，先将脚掌相贴，再逐步将上身推高，进入蝴蝶海豹式，加强髋部舒展。

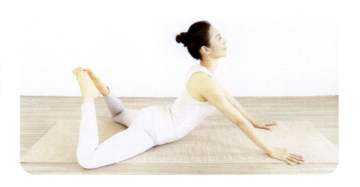

15

辅助鱼式

后弯 • 开胸

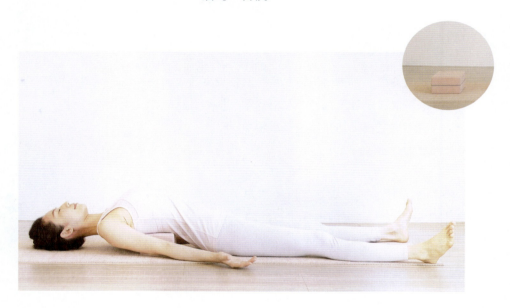

动作功效

使用辅具支撑胸椎，能放松舒展胸腔及颈部前侧空间，刺激、活化胸腺及甲状腺，下背腰骶椎区域也得到收缩按摩。

经络路线按摩

十二经络：行经胸、腹、盆腔各脏腑与头颈肩区域。手臂向上伸展的变化，加深了行经手臂内侧心经、
心包经及肺经的舒展，后弯中背部的膀胱经得到收缩按摩。

进入动作

坐于地面，双腿膝盖弯曲，脚掌踩地，将一块瑜伽砖用第1阶段（如右图中"1"所示）高度横放在后侧地面，接着借助双手支撑，身体慢慢向后躺下，将瑜伽砖的位置调整到胸口后方、肩胛骨下缘的空间，后脑勺贴地，保持肩膀放松、远离耳朵，手臂自然下沉，掌心向上，感受胸口周边延展与后背的收缩空间，最后再将双腿轻松伸直。

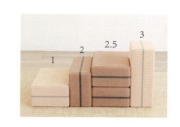

建议停留时间：停留3～6分钟。

离开动作

离开动作时不急着起身，先将双脚掌踩回地面，用另外一块瑜伽砖将头部垫高，让头部在高于心脏的位置稍作休息观察，再用手推地及腹部力量，从正面慢慢推坐起身；或是将膝盖倒向右边，双手也跟到右侧扶着地面，再让背部及后脑勺离开瑜伽砖，在右边地面进入侧卧婴儿式，停留观察后，再进行反向平衡动作。

反向平衡动作

支撑放松式让整个背部放松贴地，回到脊椎自然延伸的曲线中。

各种婴儿式的温和前弯能平衡舒展背部空间。

牛猫式的流动能让脊椎、肩膀及髋部释放压力，注入能量。

注意事项

借助辅具帮忙的动作，要让辅具配合身体的需要，循序渐进地调整动作，而不是要身体去配合辅具，所以选择在背后支撑的瑜伽砖或其他替代品时，要注意其大小及材质硬度要适中。若无适合的辅具，切勿勉强进行（请参阅第25页"阴瑜伽练习Q&A"的Q1），可用其他不一定需要辅具的后弯体式（如融心式、狮身人面式）取代辅助鱼式。

欲调整辅助鱼式胸口后方辅具的高度时，一定要先离开动作起身之后，再移动调整。而头部下方的辅具，通常可以直接用手调整高度，不必起身。

孕期若无特殊情形，可适度开胸后弯。若头低于胸腔时头晕或呼吸不顺，应保持头部高于心脏的角度，并且注意下背部腰骶椎区域不过度收缩挤压，可用辅具支撑腰部及臀部空间。

变化动作及辅具使用

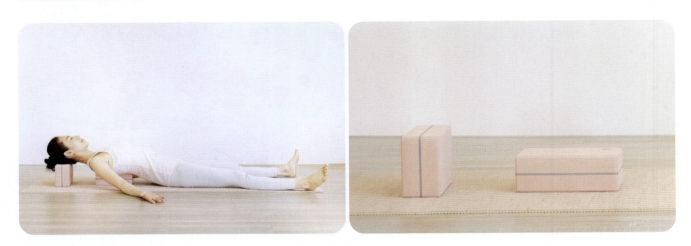

若感觉后弯幅度还是太过强烈，可用另外一块瑜伽砖的第 2 阶段高度将头部垫高，能减缓后弯深度。

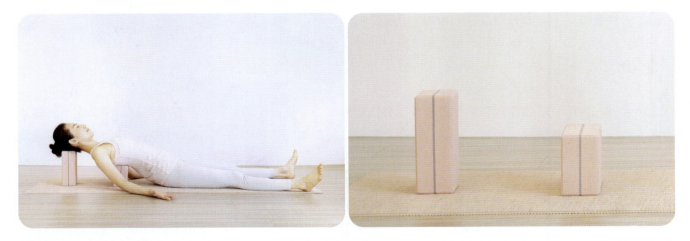

觉得动作能再加深时，可将胸口后方的瑜伽砖调高到第 2 个阶段，并将头下方的瑜伽砖调整到第 3 阶段高度，能增加整体后弯幅度。

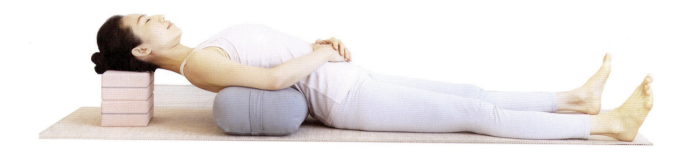

也可以将瑜伽枕横放于胸口下方，能同时支撑到下背腰椎的弧度，双手臂亦可放在枕及腹部上放松，并用 1~2 块瑜伽砖垫高头部，再通过逐渐降低瑜伽砖枕头，加大胸口及颈部前方的伸展。

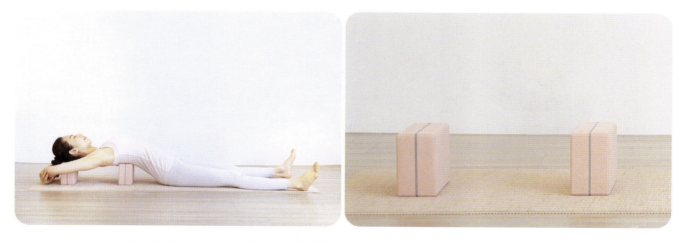

觉得动作能再加深时，可将头下方的瑜伽砖调至第 2 阶段高度，感受身体正面因此加大的拉伸，以及背部空间因此而增加的收缩感觉出现在何处。保持呼吸自然顺畅，做上肢的变化动作，双手在胸前互握小臂或手肘，将双手形成的圈圈缓慢向后绕过头顶，能加大胸腔及肩关节伸展。

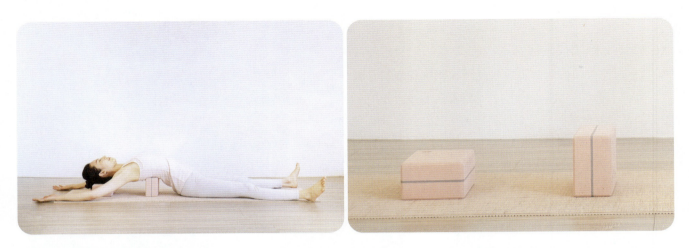

确认还有空间加深动作时，再将头部下方的瑜伽砖降到第 1 阶段高度，开始轻柔延伸颈部前侧空间。双手可以自然向上延伸探索，感受腋下及胸廓舒适伸展。

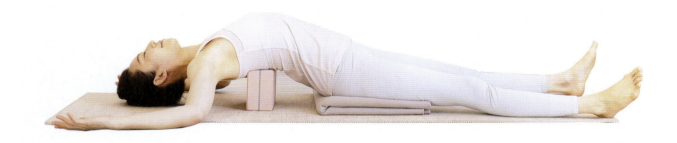

最后可将头部下方的瑜伽砖移开，给颈部前侧更多伸展空间，但应同时注意腰椎、颈椎后侧的收缩别过头，保持顺畅呼吸。可将适当厚度的毛毯垫在臀部下方，减少腰椎的后弯弧度，更精确地调整动作至深入但不过头的边界中。双手除了向上及向两侧延伸，也可以慢慢弯曲手肘，感受不同角度的肩胸开展空间。

16

辅助桥式

后弯

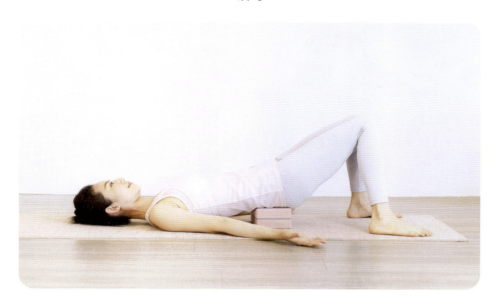

动作功效

使用辅具支撑骨盆，能放松舒展腹部及大腿前侧，并按摩刺激淋巴结较为密集的鼠蹊部位，下背腰骶椎区域也得到收缩按摩。

经络路线按摩

十二经络：行经胸、腹、盆腔各脏腑与头颈肩区域。双腿伸直时，加强大腿前侧及鼠蹊部位，脾经及胃经的舒展。手臂向上的变化式，加深了行经手臂内侧心经、心包经及肺经的伸展，后弯中背部的膀胱经得到收缩按摩。

进入动作

躺于地面，双腿膝盖弯曲，脚掌踩地，保持肩膀及手臂放松贴地，不耸肩。吸气时将骨盆向上抬起，将一块瑜伽砖用第1阶段（右图中"1"所示）高度横放于臀部下，再将臀部坐在瑜伽砖上，双腿膝盖互靠在一起放松，观察温和后弯按摩到哪些空间。

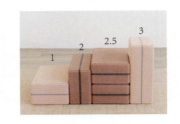

建议停留时间： 停留3～6分钟。

离开动作

离开动作时不急着起身，先将脚掌踩回地面，臀部向上抬起，将瑜伽砖移开，骨盆放回地面，再将双腿膝盖轻靠在一起进入支撑放松式，回到脊椎自然延展的曲线中，观察内在能量流动的感受，和一开始进入动作前有何不同，最后再进行反向平衡动作。

反向平衡动作

各种婴儿式的温和前弯能平衡舒展背部空间。

牛猫式的流动能让脊椎、肩膀及髋部释放压力，注入能量。

下犬式及三脚狗能舒服伸展脊椎，感受骨盆周围及大腿前侧放松后的空间。

注意事项

瑜伽砖是平面的，而人是充满立体曲线的，注意瑜伽砖和骨盆后方接触的部分，在长时间停留中应感觉舒适不压迫。可将毛巾垫在瑜伽砖上，增加一层柔软保护。

调高瑜伽砖加深动作时，每调高一个阶段就是好几厘米的差异，有可能一下子使加深按摩的幅度过大，出现太过强烈的感受，或是影响到自在呼吸的空间。此时可以选择退回到上一个阶段，以感受不超过边界为主，聆听身体真实的需要和声音，学习仔细分辨深层按摩和忍耐痛苦的差异。

怀孕中后期，腰椎后弯（前凸）曲度自然增加，对于深层后弯、加深腰椎前凸的动作，应审慎或避免。

变化动作及辅具使用

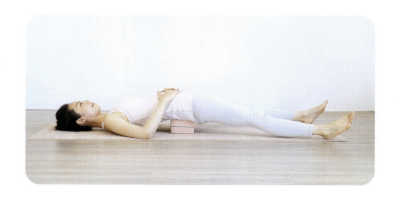

确认按摩感受能再加深时，可将双腿逐一向前伸直，加深整体腹部、大腿前侧伸展，也同时注意加深后弯时后背收缩的感受。

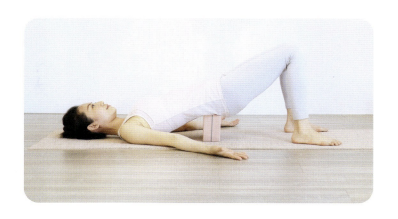

觉得动作能再加深时，可将双腿膝盖逐一弯曲，脚掌踩回地面，再将骨盆抬起，将瑜伽砖调整至第 2 阶段高度，将骨盆放回瑜伽砖上，仔细观察瑜伽砖提升高度后，身体的空间感觉有何变化。

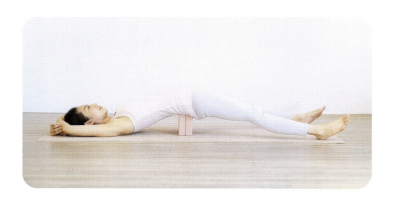

确认按摩感受能再加大时，可将双腿逐一向前伸直，加深后弯伸展。也可以探索双腿打直后左右摆放的宽度如何影响着整体后弯感受。还可做上肢的变化动作：双手在胸前互握小臂或手肘，将双手形成的圈圈缓慢向后绕过头顶，能加深胸腔及肩关节伸展。

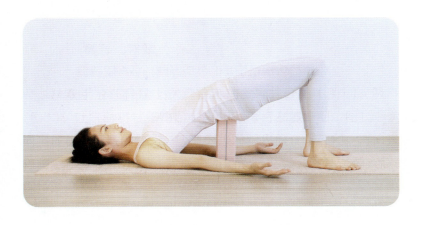

确认动作能再加深时，再次将双脚踩回地面，将骨盆向上抬起，将瑜伽砖调整到第 3 阶段高度，再将骨盆放回瑜伽砖上。

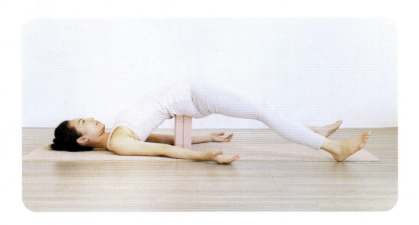

确认身体还有空间加深按摩时，再将双腿逐一打直。

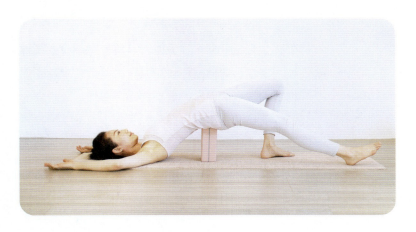

有时，两腿同时伸直可能会让感觉过深，特别是下背腰骶椎的收缩感。可以先伸直一条腿，停留观察 1 ~ 2 分钟后，再换边进行。双手也可以贴着地面向上移动，探索整个胸腔、肩膀的伸展空间。

17

马鞍式

后弯 · 开髋 · 开胸

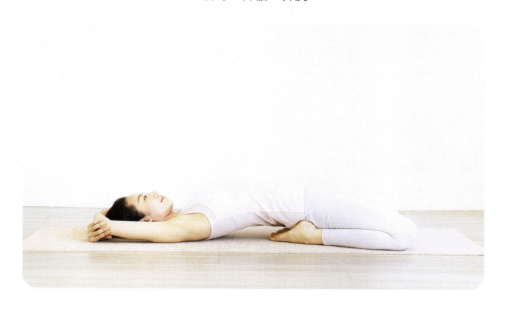

动作功效

有效伸展髋关节，并且舒展整个身体正面空间，包括胸腔、腹部、鼠蹊，以及大腿、小腿、脚背前侧。有调整下背曲线、深层按摩腰骶椎区域的效果，属于深度后弯体式。

经络路线按摩

十二经络：行经胸、腹、盆腔各脏腑与头颈肩区域。加强大腿前侧、鼠蹊部位及脾经、胃经的舒展；以及脚踝与脚背中的肝经、胃经及胆经；手臂向上的变化式，加深了行经手臂内侧心经、心包经及肺经的伸展；后弯中背部的膀胱经得到收缩按摩。

进入动作

从跪坐地面的预备坐姿开始，膝盖左右分开，比臀部稍宽，大脚趾相碰在一起，臀部坐在脚跟上，双手支撑在后方地面，辅助身体缓慢向后躺下。后躺过程中会感受到大腿前侧明显加深的伸展，以及下背的收缩按摩。

建议停留时间：停留3～6分钟。感受身体需要，若有辅具帮助支撑，可适度加长停留时间。

离开动作

离开动作时，用双手支撑及腹部内收力量，从正面推坐起身，回到起始的跪坐姿势；或将上身变成侧卧，双手也在同侧地面支撑，将双腿逐一伸直后，从侧边推坐起来。

反向平衡动作

各种婴儿式的温和前弯能平衡舒展背部。

牛猫式及老虎式的流动能让脊椎、肩膀及髋部释放压力，注入能量。

下犬式及三脚狗能舒服伸展脊椎，感受骨盆周围及大腿前侧放松后的空间。

注意事项

现代人经常久坐，会让大腿前侧及髋屈肌群较为紧绷。特别是髋屈肌群中连接至腰椎前侧的髂腰肌若失去弹性，不仅影响脊椎整体的正位排列，而且可能成为造成许多慢性疼痛的元凶。舒展身体失去弹性、变得僵硬的组织时，要更加留心及放慢速度。

若在预备动作的跪姿中，脚背、脚踝的伸展已感受强烈，或膝盖不适以致无法维持跪坐，切勿勉强停留。可先从更有调整空间的单脚轮流进行的半马鞍式开始练习，并将辅具支撑在臀部及脚踝下方，调整好坐姿后，再缓慢向后倾斜上身（向后躺），用手支撑控制，逐渐加深后弯。避免太快躺下造成瞬间感受过于强烈而难以保持稳定停留。

要特别注意下背的收缩，可用腹部内收的力量调整骨盆角度，让腰骶椎的弧度和地面或辅具的接触更好地贴合与支撑。练习放慢移动的速度，细细感受体式中每个角度的变化，保持稳定与放松，让觉察力在每个细微的移动及调整之间更深入地延伸。

怀孕中后期，腰椎后弯（前凸）曲度自然增加，对于深层后弯及加深腰椎前凸的动作，应审慎或避免。而马鞍式能有效舒展大腿前侧，有助于缓和怀孕后期容易腰酸的情况，脚踝、脚背的按摩舒展有助于刺激下半身的循环，缓解腿部水肿的情况。可使用辅具将整个背部垫高，给腰部做好支撑，让伸展集中在大腿前侧而非胸、腹区域；亦可从两边轮流进行的半马鞍式开始，让动作更有调整空间。

变化动作及辅具使用

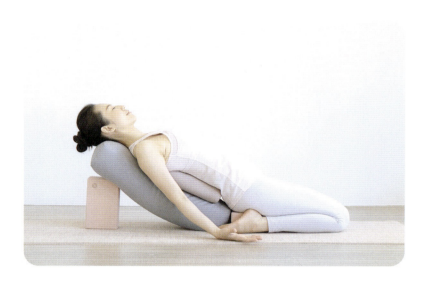

初次练习马鞍式时，建议使用辅具在背后创造较高的支撑，能有更多空间观察身体的状态。若脚踝或膝盖感受强烈，可在臀部下方放置适当高度的瑜伽砖进行支撑。之后逐渐降低辅具高度，能循序渐进加深按摩，并节省手臂控制身体躺下的力量。加深动作的过程中，可探索骨盆前后倾的角度。可用毛毯在下背部加强局部支撑，让腰椎在深度后弯中的收缩感觉平均而舒适。

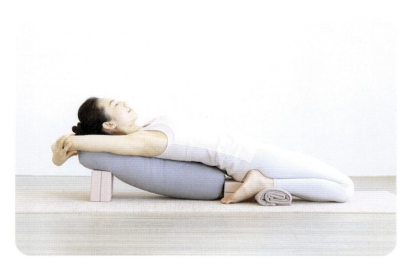

若脚踝、脚背还需要更多空间，可将毛毯卷成圆筒状，垫在双脚踝下方。感觉身体正面的拉长以及后背的收缩都能再加深时，可降低背后辅具的高度，或是双手在胸前互抱手肘，慢慢将双手往头部上方移动，都能增加胸廓、肩膀与整个正面伸展的空间。

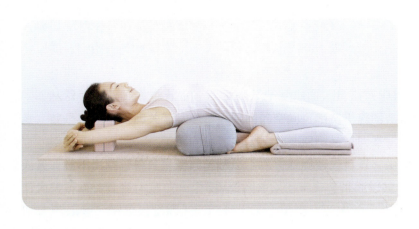

除了在臀部下方垫瑜伽砖之外，在脚踝以上的小腿前侧垫上毛毯，也能让脚踝的伸展较为温和。也可将瑜伽枕横放在下背部，支撑腰椎的弧度。头部用瑜伽砖支撑，让身体正面的延展更平均。双手互抱手肘要记得换边平衡，将头部下方的瑜伽砖逐渐降低能循序渐进地加深后弯。

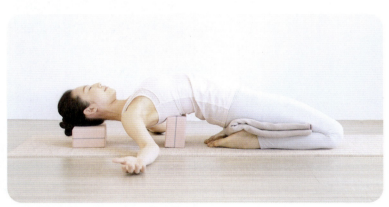

在大小腿间夹毛毯能让膝关节感觉舒适。将两块瑜伽砖垫在后脑勺及背部，按照身体的感受调整高度，逐渐加深动作至深层但舒适的位置。

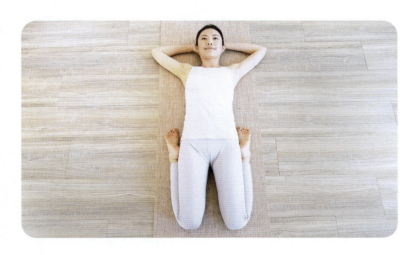

在膝盖及脚踝舒适的范围内，可将臀部直接坐在双脚掌间的地面，再用手支撑上半身慢慢往后降低，加深后弯，此版本也称为卧英雄式。若膝盖或脚踝感觉不适，切勿勉强躺下，可将辅具垫在臀部或背部下方。

18

半马鞍式

后弯 • 开髋 • 开胸

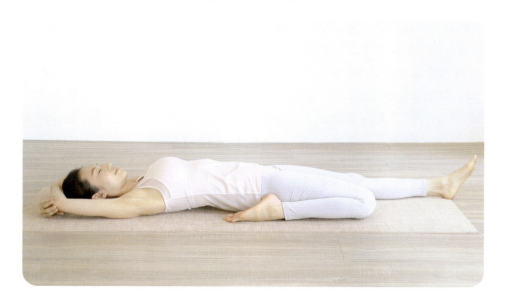

动作功效

主要舒展弯曲的半马鞍侧的大腿、小腿及脚背前侧，整个胸腔、腹部亦柔和伸展，收缩、按摩腰骶椎区域。单边进行的后弯，能对动作深度有更细致的调整空间。

经络路线按摩

十二经络：行经胸、腹、盆腔各脏腑与头颈肩区域。加强弯曲腿的大腿前侧及鼠蹊部位、脾经及胃经的舒展，以及脚踝脚背前侧的肝经、胃经及胆经；手臂向上的变化式，加深了行经手臂内侧心经、心包经及肺经的伸展；后弯中背部的膀胱经得到收缩按摩。

进入动作

坐于地面，双腿往前伸直，将重心移向左臀、左腿，抬起右臀并且弯曲右膝盖，用手辅助右脚背放置于右臀外侧地面，把右小腿肚稍微向下压并向外移动，再将两侧坐骨平稳贴地。接着双手在后方地面支撑，吸气时手推地辅助脊椎向上延伸，吐气时慢慢向后躺下，进入后弯探索空间。

建议停留时间：两侧各停留3~5分钟。若觉得其中一侧特别紧绷，可根据整体平衡感受，适当增加单边动作停留时间，或重复单侧练习。

离开动作

离开动作时，可选择反向倒退出体式，即用手推地以及腹部力量，慢慢从正面推坐起身。也可将身体侧向打直腿侧，双手在同侧支撑辅助，让弯曲腿也向前伸直，再从侧边推坐起来。

反向平衡动作

各种婴儿式的温和前弯能平衡舒展背部。

躺姿雨刷式及坐姿雨刷式扭转的流动能让下背及髋部空间释放压力。

下犬式及三脚狗能舒服伸展脊椎，感受骨盆周围及大腿前侧放松后的空间。

注意事项

腿部前侧较为紧绷时，不一定能完全向后躺下，可用辅具支撑，让动作从更缓和并节省力量的角度开始。随着停留时间拉长，逐渐松开空间时，避免在麻痛或过度刺激的感觉中勉强停留，随时可以倒退出一些空间，释放过多的感觉。记得长时间稳定停留及深入的觉察，才是练习的关键。

孕期若无特殊情形，可适度温和后弯，舒解下背压力，改善双腿循环。善用辅具加强背部支撑，能循序渐进地调整动作。

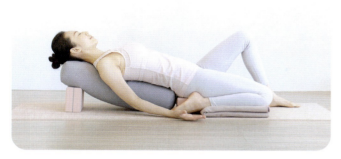

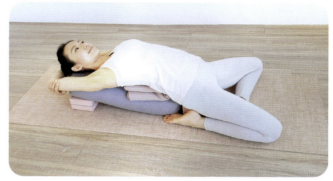

若脚踝紧绷需要多些空间，可将高度适合的瑜伽砖垫在臀部下方，在小腿前侧垫上毛毯，让脚踝从较温和的角度开始舒展。用双手以及左脚踩地的力量支撑，慢慢向后躺下，利用辅具在背后创造所需支撑，保持专注觉察，循序渐进地加深动作。

对上图动作进行延伸：确认身体还有空间加深按摩时，将支撑的辅具逐渐降低，加强后弯角度。或是将双手互抱手肘并慢慢高举过头，加强前胸、腋下舒展。还可将左膝向外展开，左脚掌踩在右大腿内侧（半蝴蝶脚），探索两侧髋部互相连接、影响的空间。若腰部收缩感受太强烈，可用毛毯在下背部加强支撑。

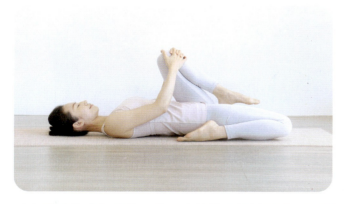

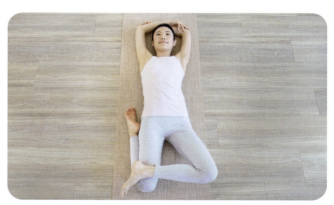

对上图动作进行延伸：进一步将辅具慢慢降低，加深动作，若最后能完全躺平在地面，还可将左膝慢慢抱向胸前，通过左边髋关节的屈曲前弯，让右边髋关节的伸展后弯感受加深。

也可以将左脚踝放在右大腿上，辅助右腿前侧伸展加深。

19

天鹅式

后弯 • 开髋 • 开胸

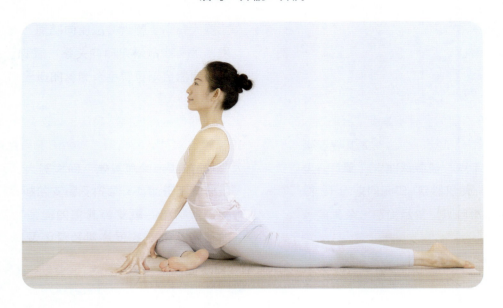

动作功效

加强后腿前侧以及身体正面伸展，让下背腰骶椎部位收缩按摩，前脚的臀部、鼠蹊处也同时得到舒展。

经络路线按摩

十二经络：行经胸、腹、盆腔各脏腑与头颈肩区域。加强后腿前侧、鼠蹊部位及脾经、胃经、肝经和肾经的舒展，后弯中背部的膀胱经得到收缩按摩，前脚侧的臀部及大腿外侧伸展能活络胆经路线。

进入动作

坐在地上，将右小腿横贴于前方，并将左腿向后伸直，双手在前侧地面支撑，调整骨盆摆正。吸气时双手推地，慢慢将上半身逐渐向上推高，肩膀向后、向下放松，感受正面伸展及背部收缩的空间，逐步探索深层后弯的边界。

建议停留时间：每侧各停留3~4分钟。若觉得其中一侧特别紧绷，需要多些照料，可根据内在平衡感受，适当增加单边动作停留时间，或重复单侧练习。

离开动作

离开动作时，支撑的双手向前移动，慢慢降低上身，再将重心偏向前方的腿及臀部侧坐，让后方的腿从侧边收回前方，慢慢打直双腿，在地面上轻轻拍动、放松。

反向平衡动作

下犬式及三脚狗能舒服伸展脊椎，感受骨盆周围及大腿前侧的放松空间。

婴儿式及猫式的前弯能平衡舒展背部。

坐姿雨刷式扭转的流动能让下背及髋部释放压力。

注意事项

天鹅式需要双手支撑才能稳定停留，对于手臂来说，属于阳性的力量练习，可利用辅具帮忙摆正骨盆，或是用两块瑜伽砖延长手臂，能更轻松地支撑。若手臂肩膀肌肉疲劳，可适时离开动作休息，然后再慢慢回到动作中。

天鹅式中两腿同时朝不同方向伸展，先以后侧腿前侧及身体正面拉长的后弯为主，探索前侧腿（天鹅脚）舒适稳定的角度，例如将右脚掌收向左大腿前侧，或右膝盖朝前不朝外，以及在右臀下方垫上辅具，辅助摆正骨盆，再慢慢推高上半身、加深后弯。可直接在天鹅式后接续睡天鹅式练习，逐渐降低上半身，趴下，转换成前侧腿臀部周围伸展。

孕期若无特殊情形可适度练习，有助于放松下背及改善下肢循环。练习时应善用辅具支撑骨盆摆正。

变化动作及辅具使用

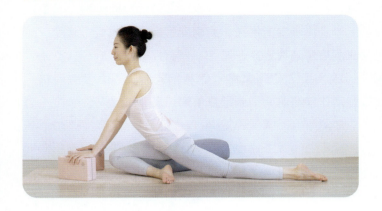

若骨盆无法摆正导致前后或高低歪斜，或是骨盆摆正后右臀无法贴地，可将辅具垫在右臀及大腿下方辅助骨盆稳定。再慢慢推高上半身，加深后弯。若感觉手臂长度不足，可以用瑜伽砖将双手垫高，让上身能更大幅度抬起。

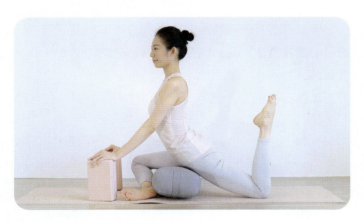

确认髋部各处还有加深按摩的空间时，可增加双手下方瑜伽砖高度，辅助上半身抬起更多，加深后弯。或是将右脚掌慢慢向前，远离骨盆，加强前侧腿臀部周边伸展；可将瑜伽枕横放在右臀下方及左髋前侧，支撑骨盆摆正。或是在后侧腿膝盖舒适的状态下，弯曲膝盖让脚跟逐渐靠近臀部，能进一步加强后腿前侧舒展及整体后弯感受。

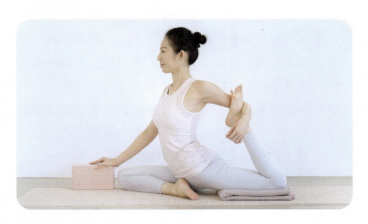

若跪地的后侧腿膝盖感觉不适，可将毛毯垫在下方保护。觉得身体准备好加深动作时，可逐步降低臀部下方辅具支撑，或是用手辅助将后脚掌慢慢拉向靠近臀部方向，或用肘窝勾住脚背，除了能让整体后弯幅度加深，向后延伸的手臂能同时加强前胸及肩膀前侧伸展。

开髋

——改变、行动

让我们勇敢迈开充满觉察的每一步，走向我们
希望在这个世界上看见的改变。

20

蹲坐式

开髋

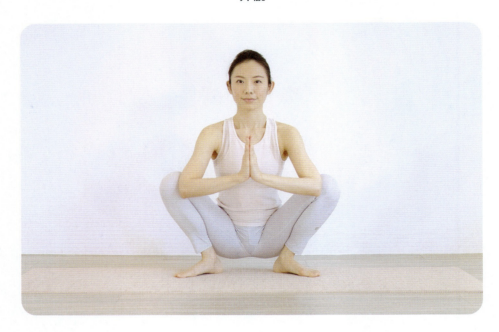

动作功效

舒展整个髋部、鼠蹊与下背空间，并强健脚踝。

经络路线按摩

下肢的六条经络。

肾经、肝经：行经下腹部鼠蹊、双腿内侧及脚踝。

脾经、胃经：行经下腹部鼠蹊、大腿前侧及脚踝。

胆经：行经臀部、大腿外侧及脚踝。

膀胱经：行经整个背部、臀腿后侧及脚踝。

进入动作

从站姿山式开始，脚尖及膝盖自然朝外，吸气时双手向上延伸，引导脊椎拉长；吐气时慢慢将臀部向后、向下，往脚跟之间深蹲，并调整脚跟左右分开的宽度与脚尖方向，让脚掌能够尽量踩稳，接着将双手合掌于胸前，手肘或上臂轻推双腿向外，加强腿部内侧伸展。每次吸气时感受胸腔提升，以及脊柱延展空间；吐气时放松肩膀，不耸肩，观察整体按摩感受的变化。

建议停留时间：停留3～5分钟。

离开动作

慢慢打直双腿，站回山式；或双手支撑于后方地面，将臀部往后坐到地面，再将双腿向前伸直，在地面拍动双腿释放压力。

反向平衡动作

髋部旋转式能有效放松脊椎及髋部。

坐姿雨刷式扭转的流动能让下背及髋部空间释放压力。

桌子式反向后弯能平衡舒展身体正面。

注意事项

因每个人成年后骨骼关节定型的状态皆不同，且年龄的增长和使用身体的惯性也会对髋部空间造成变化及影响。进行蹲坐式练习时，髋关节及踝关节中某些方向角度可能进入最大的活动范围，加上身体厚度、重心等因素，并非每个人都能在蹲坐式中将脚跟完全踩到地面或轻松保持平衡，所以，辅具的使用可以帮助不同的身体在动作间稳定停留，并能循序渐进地调整加深动作。

生理期或孕期都适合练习本式，能较好地放松整个髋部、双腿及下背空间。唯有怀孕后期，由于腹部较为凸出，在蹲下的过程中要注意身体重心的稳定，也可以扶着稳固的家具进行。

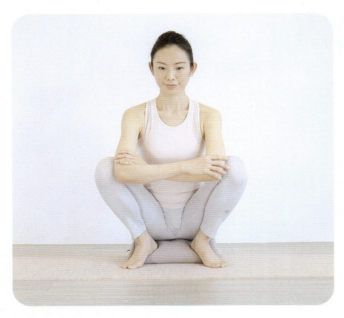

若脚踝前侧空间感觉限制，脚跟无法踩住地面，可用毛毯或折叠的瑜伽垫，垫在脚跟下方，让整个脚掌踩稳，能更稳定地支撑上半身。若双手合掌在胸前，手臂推双腿向外时，腿部内侧伸展感受过于强烈，可双手互抱小臂，缩短双肘之间的距离，让双腿被向外推开的伸展幅度有慢慢调整的空间。

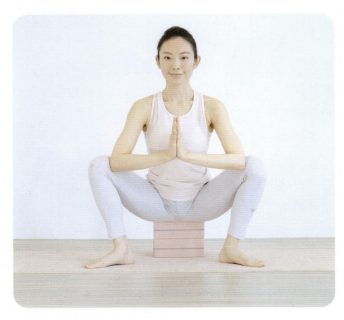

若是髋部空间感觉限制，身体向后倾倒或脚掌无法踩得平稳，可将瑜伽砖垫在臀部下方，支撑整个骨盆，或是调整左右脚跟的间距，找到能稳定停留的角度。

21

快乐婴儿式

开髋

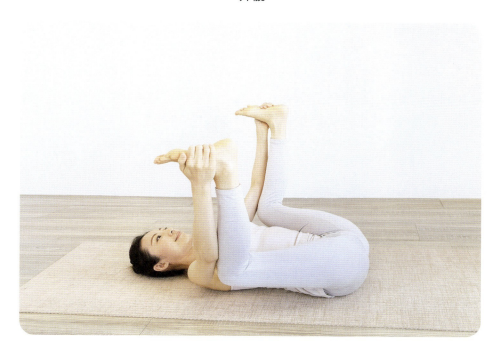

动作功效

深层按摩髋部空间，舒展臀部、鼠蹊、双腿内侧及下背部，促进下肢循环。

经络路线按摩

下肢的六条经络。

肾经、肝经：行经下腹部、鼠蹊及大腿内侧。

脾经、胃经：行经下腹部、鼠蹊。

胆经：行经臀部及大腿外侧。

膀胱经：行经整个背部、臀部及大腿后侧。

进入动作

平躺于地面，双腿膝盖弯向胸前，并左右分开，略宽于肩膀；小腿垂直于地面，脚踝在膝盖正上方；用双手抓住脚掌，收腹稳定骨盆。吸气时感受脊椎自然延伸，吐气时用手的力量与重量引导，慢慢将膝盖往身体两侧地面下沉，加强髋部周边及下背舒展。

建议停留时间：停留3~6分钟。

离开动作

离开动作时，用双手将膝盖收回胸前，再将双脚踩回地面，进入膝盖互靠的支撑放松式，稍作休息观察后，再慢慢进行反向平衡动作。

反向平衡动作

蛙脚松髋式能按摩髋部与脊椎空间。

躺姿雨刷式扭转的流动能让下背及髋部空间释放压力。

桥式温和的后弯能平衡舒展身体正面。

注意事项

地面的支撑，能让整个背部及肩颈放松；手掌可抓在脚掌的任何位置，但注意肩膀要放松贴地不浮起，或是抓住脚踝或小腿外侧，保持肩胛骨平贴后背不耸肩，借助手臂的重量及力量，让双腿也放松下沉；可稍微轻轻左右滚背摇动，探索左右两侧髋部加深按摩的空间。

生理期或孕期都适合练习本式，能有效放松整个髋部及下背部。唯有怀孕后期，由于腹部较为凸出，双腿左右分开的宽度以不压迫腹部为主，此时腰椎前凸曲线较深，注意平躺地面时下背及腹部区域的感受，若产生不适，切勿勉强停留。

变化动作及辅具使用

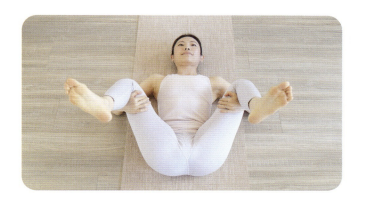

若双手无法抓到脚掌或小腿，或手抓脚掌时肩膀会浮起离地或下巴上提，可将双手扶在膝盖窝，让肩膀放松贴地，脊椎舒适延伸，慢慢将双腿下拉，靠近胸口两侧地面加深动作。

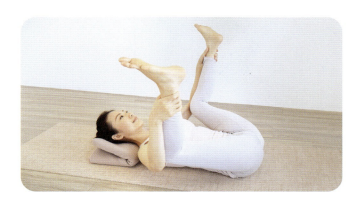

从上图动作进一步延伸，用双手握住小腿或脚踝外侧，可将毛毯折成适当厚度枕在头颈下方，辅助肩颈、上背放松。

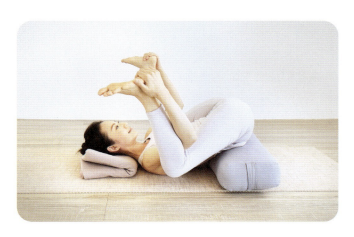

若脊椎无任何特殊情形，如：椎间盘突出、落枕、背部疼痛或受伤等，可用瑜伽枕将骨盆垫高，让脊椎形成像婴儿式那样放松圆背的角度，能加深下背及髋部伸展，并且让双腿的重量能更轻松地沉向地面。

22

青蛙式

开髋

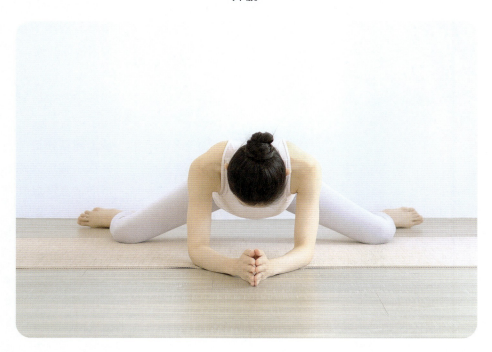

动作功效

大腿内侧及鼠蹊部位能深层延展，并温和按摩下背腰骶椎及臀部区域。

经络路线按摩

下肢的六条经络。

肾经、肝经：行经膝盖、大腿内侧及鼠蹊。

脾经、胃经：行经下腹部及鼠蹊。

胆经：行经臀部、大腿外侧。

膀胱经：腰骶椎及臀部后方区域。

进入动作

从双手、双膝着地开始，双手贴地支撑，膝盖在臀部正下方。将膝盖向左右平均分开，仔细感受大腿内侧伸展，随着膝盖左右分开，骨盆向下接近地面时，上半身也跟着慢慢降低，可用手肘、小臂或辅具支撑上半身，逐渐探索动作深层的边界。

建议停留时间：4～6分钟。感受身体的需要，若有辅具帮忙支撑，可适度加长停留时间。

离开动作

离开动作时，用双手撑起上半身，同时慢慢将膝盖往中间收，回到双手、双膝着地。

反向平衡动作

婴儿式的温和前弯能放松脊椎及髋部。

坐姿雨刷式扭转的流动能让下背及髋部释放压力。

下犬式及三脚狗能舒展全身，感受双腿内侧伸展后带给身体的活动空间。

注意事项

若膝盖有伤或不适宜跪地的情形，可用蜻蜓式或仰卧青蛙式，来取代青蛙式中大腿内侧及鼠蹊部位伸展的练习。在动作停留期间，要特别注意腰骶椎区域的收缩挤压，可运用腹部内收的力量调整骨盆，略为前倾或后倾，让下背的按摩感受在舒适范围内。

生理期或孕期都适合练习本式，能有效放松腿部内侧及下背部。唯有怀孕后期，由于腹部较为凸出，双腿左右分开的宽度以不压迫肚子为主，此时腰椎的弧度曲线也较深，可多运用辅具支撑，帮助身体在舒适的角度中慢慢放松。

变化动作及辅具使用

⬚ 蝌蚪式

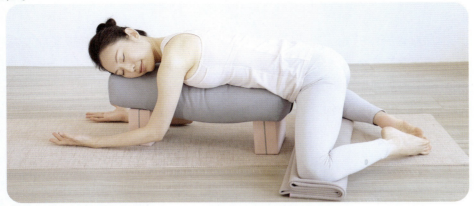

可将毛毯折成长条状垫在膝盖下方，让膝盖得到保护，也较容易向左右滑开加深动作。双脚大脚趾相碰为较温和的蝌蚪式，臀部可慢慢向前后移动，调整腿部内侧伸展角度及深度。贴近动作边界时，可用瑜伽砖及枕支撑整个身体正面，将上半身重量交给辅具，能更放松地停留观察。

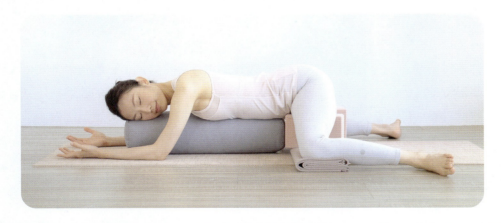

感觉身体准备好让按摩更深入时，可开始降低辅具支撑的高度。让脚掌左右分开，小腿移动至互相平行摆放的青蛙式，或是用瑜伽砖在腿部内侧支撑，帮助动作停留在适当边界内。可将侧脸贴在枕上，放松肩颈，并且记得换边平衡。

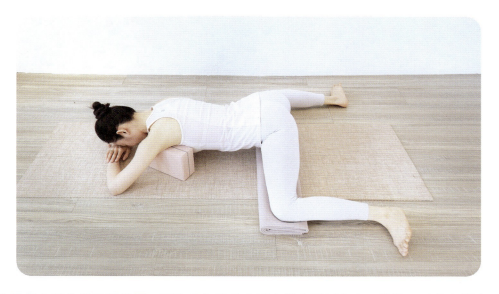

若上身及骨盆能非常接近地面，可将瑜伽砖八字形支撑在两侧肩窝，放松双手的支撑力，也可探索骨盆前倾（尾骨向上）及骨盆后倾（尾骨向下）角度，对腿部内侧伸展及下背按摩感受的连动影响。

◈ 仰卧青蛙式

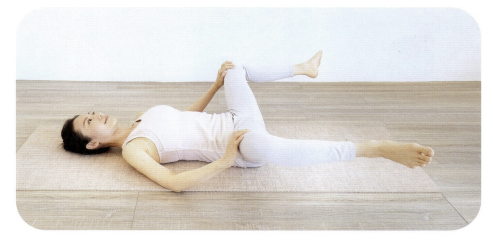

从躺姿开始，弯曲双腿膝盖，让大腿垂直于上身，小腿平行于地面，双手扶着膝盖，开始将膝盖往左右分开，接近地面，感受双腿及手臂放松、下沉，慢慢加深动作。

半青蛙半蜻蜓式

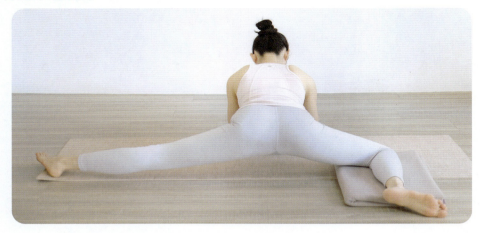

若腰椎无特殊情况，可通过半青蛙半蜻蜓式，更进一步探索髋关节外展空间。从双手、双膝着地开始，将左腿向左伸直后，让右膝盖往右侧移动，慢慢让骨盆向下接近地面，仔细体会两边不同外展角度变化的感受，并换边平衡练习。

半青蛙式

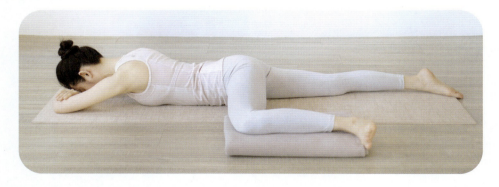

若对双腿一起伸展的青蛙式或蝌蚪式感觉太过强烈，或是想加强单侧的按摩，可练习半青蛙式。趴在地面，双腿伸直，将身体倾斜向右边侧趴，弯曲左腿膝盖，向外抬至骨盆高度，左脚掌接近右大腿内侧，再将上半身趴回地面，感受左侧鼠蹊部位慢慢沉向地面，加深左大腿内侧伸展，进入半蝌蚪式。加深动作时可将左脚掌逐渐向外移动，让左侧大小腿呈直角。进入半青蛙式后，可用毛毯将左小腿慢慢垫高，也能加深动作，并换边练习。

23

方块式

开髋 • 前弯

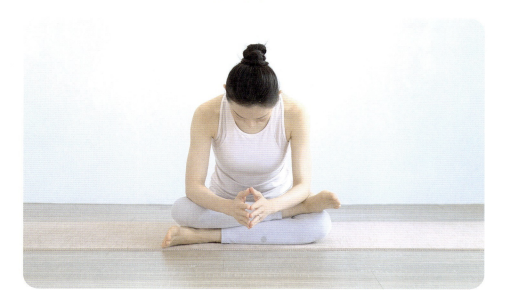

动作功效

有效舒展臀部、大腿外侧、鼠蹊及背部空间，前弯动作能温和按摩腹腔及盆腔脏器。本体式有舒缓因梨状肌紧绷而造成坐骨神经痛的效果。

经络路线按摩

下肢的六条经络。

胆经：行经臀部及双腿外侧。

膀胱经：行经整个背部、臀部及大腿后侧。

肝经、肾经、脾经、胃经：行经鼠蹊部位，以及腹、盆腔区域。

进入动作

散盘坐姿，将双脚脚背、脚趾勾起，将右小腿平行叠放在左小腿上方，让右膝叠在左脚踝上，右脚踝叠在左膝上，保持两侧坐骨平均坐稳的预备坐姿。吸气时将脊椎向上延伸，吐气时从髋关节处开始前弯，下腹部往前接近小腿，并逐渐放松，下巴微收向胸口，自然低头圆背，双手可扶在腿上或地面，辅助上半身缓慢向前、向下放松，让自己有足够的时间和空间仔细体会，两侧臀部及周边区域按摩逐渐加深。

建议停留时间：两侧各停留3～5分钟。在两侧轮流进行的动作间，若觉察到某些部位特别紧绷，可加强练习这些空间，根据内在平衡感受，适当增加单边动作停留时间，或重复单侧动作。

离开动作

离开动作时，双手推地，慢慢将上身坐直回正，用手辅助右小腿放回地面，再将双腿慢慢向前伸直，在地面轻拍双腿，释放压力。

反向平衡动作

坐姿雨刷式扭转的流动能让下背及髋部释放压力。

桌子式的后弯能平衡舒展身体正面。

下犬式及三脚狗能舒服伸展脊椎及双腿，感受臀部大腿外侧舒展后的空间是否能让双腿的活动更自在。

注意事项

若在小腿上下层叠的预备坐姿时，臀部周围已有明显感受，不一定要马上加入前弯，可持续运用呼吸，双手在侧边向后轻推地面，辅助骨盆摆正或自然前倾，脊椎向上延伸即可。

动作完成过程中注意膝盖是否有任何不适、脚踝外侧是否有过多伸展的感觉，不勉强小腿一定要上下叠放，可用前后摆放或轻松的散盘坐姿取代。摆在前方（或上方）的脚，外旋角度较深，按摩感觉通常也较为深入，若无法调整到膝盖及脚踝都舒适的位置，可做一次伸展一边的睡天鹅式取代本式。

生理期或孕期都适合练习，能良好舒展臀部、大腿外侧以及背部空间，促进下肢循环，唯有注意前弯时不压迫腹部，并多利用辅具支撑。

变化动作及辅具使用

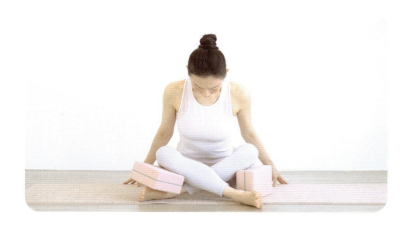

若小腿平行层叠摆放让膝盖或脚踝感到不适，可从右脚在前的散盘坐姿开始，并用瑜伽砖在膝盖下方支撑，辅助双腿向下放松，两侧坐骨稳定，双手可以在臀部侧边扶地向后推，随着深呼吸慢慢前倾骨盆，上半身往前、往下放松。

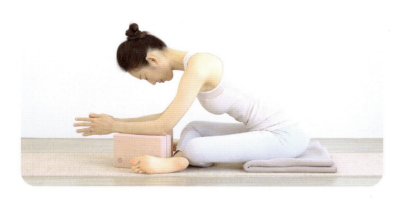

加深动作时，可慢慢降低膝盖下瑜伽砖高度，再将交叉散盘的小腿往小腿平行摆放的方向调整，加深髋关节外旋的按摩。

若有坐骨神经疼痛的问题，可在臀部下方垫上柔软的毛毯，或用臀部不需贴地的躺姿天鹅式取代本式的练习。在贴近边界时，手臂下方可用瑜伽砖支撑，能节省上肢调整动作的力量。

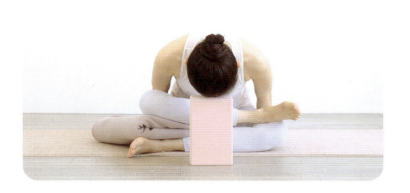

若小腿上下叠放时，右膝会浮起无法贴在左脚踝上，可将毛毯折成适当厚度，垫在右膝与左脚踝间，让整条右腿能够安放在毛毯上，逐步加深。还可用辅具支撑头部，停留在贴近动作边界的高度上，让整个背部能更深层放松，手臂也可放松，向后垂放在腿上。

24

睡天鹅式

开髋

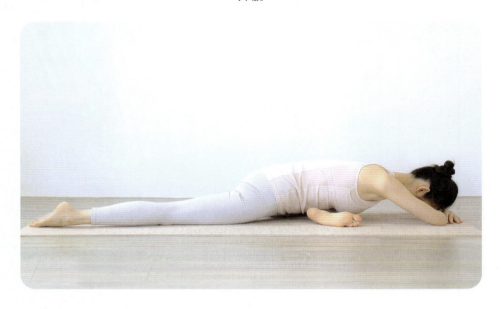

动作功效

深层延展前侧腿、臀部及鼠蹊，特别能伸展臀部深处的梨状肌。大多数人的坐骨神经穿过这条肌肉，所以过于紧绷无弹性的梨状肌会压迫坐骨神经，可能是造成坐骨神经麻痛的原因之一。通过此式能适当舒展臀部，让症状有所缓解。

经络路线按摩

下肢的六条经络。

胆经：行经前侧腿的臀部及大腿外侧。

膀胱经：行经下背，与前侧腿的臀部及大腿后侧。

肝经、肾经、脾经、胃经：行经前侧腿的髋部及鼠蹊。

进入动作

从双手、双膝着地开始，将左小腿向前横放于地面，右腿慢慢向后伸直，带着骨盆向后、向下贴近地面，保持骨盆摆正不歪斜的角度。吸气时感受脊椎延伸拉长，吐气时开始将上身降低，感受左臀周边伸展逐渐加深。若身体能完全向前趴向地面，感觉左髋按摩还能再更进一步。可将左脚掌向前、向外移动，逐步加深左髋外旋空间舒展，注意加深伸展的过程中膝盖应感受舒适。

建议停留时间：两侧各停留3～5分钟。若觉察其中一侧髋部特别紧绷，需要加强照料，可根据内在平衡感受，适当增加单边动作停留时间，或重复单侧练习。

离开动作

离开动作时，先将右脚掌收回，靠近骨盆，再用手撑起上半身后，将双腿收回至双手、双膝着地；或者将身体重心偏向左臀和腿，从侧边将右脚向前伸直后，左腿也伸直，在地面轻拍双腿，释放压力。

反向平衡动作

坐姿雨刷式扭转的流动能让下背及髋部释放压力。

下犬式及三脚狗能舒服伸展脊椎及双腿，感受双边臀部放松前后的空间。

桥式后弯能舒展身体正面，唤醒臀部及腿部活力。

注意事项

对于长期久坐久站者，睡天鹅式及其所有变化式能有效舒解臀部区域的沉重紧绷感。但针对身体中长期承受压力、失去弹性及觉察空间的部位，动作要更温和缓慢，避免快速进入导致感受过于强烈的角度，或勉强身体忍耐停留在超过边界的感觉中。

若在睡天鹅式停留时，前侧腿膝盖疼痛不适，可将脚趾、脚背勾起，用小腿肌肉收缩的力量保护膝盖，或将前侧脚掌往骨盆方向收回一些，减少髋关节外旋角度。也可做躺姿天鹅式或坐姿天鹅式，减少膝关节和地面接触时的限制及压力。

生理期或孕期都适合练习本式，能有效舒展臀部及大腿外侧，但要注意向前降低身体时避免压迫腹部。

变化动作及辅具使用

　　曲右腿、左腿后伸时，若保持骨盆摆正时右臀无法贴地，可将瑜伽枕横放于右臀下方及左大腿前方，辅助骨盆稳定。若后侧膝盖跪地感觉不适，可用毛毯保护。慢慢降低上身高度加强伸展时，可将瑜伽砖垫在双手下方，让手臂更轻松，仔细体会每一分感受的变化，专注于贴近边界的过程中。

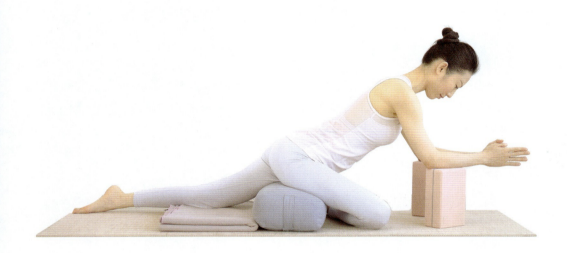

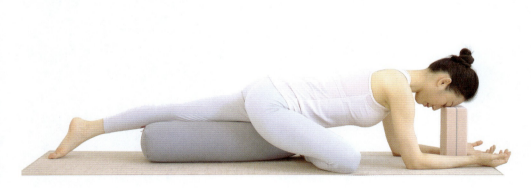

也可将枕竖着放在整个左腿前侧支撑，将骨盆垫高摆正后，再循序渐进探索右髋舒展空间。上半身降低、接近地面时，可用瑜伽砖支撑头部辅助，让肩颈、手臂能更加放松。

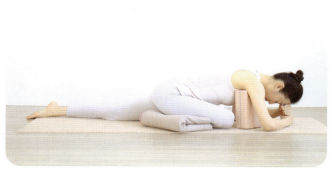 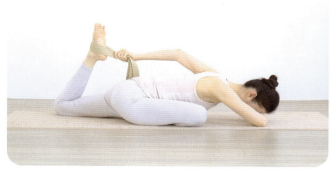

随着右髋逐渐松开，可加深动作，将辅具高度慢慢降低。可将瑜伽砖以八字形的方式垫在两侧腋窝，支撑上身重量，双手握拳重叠着支撑头部，创造更放松的停留空间。

变化动作：可将左膝弯曲，用手或瑜伽绳拉左脚掌，慢慢将左脚跟往臀部拉近，能同时加深左腿前侧伸展。

躺姿天鹅式

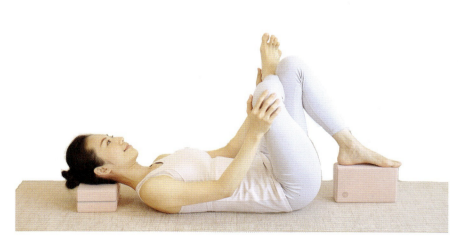

平躺于地面，左膝弯曲，左脚掌踩地，将右脚踝放置于左膝上方，接着让左大腿带着右小腿慢慢贴近胸前，加深右髋伸展。若肩膀无法放松贴地，可用辅具垫高头部，帮助肩颈放松。若右臀较为紧绷，小腿难以贴近胸前，可让左脚掌踩在瑜伽砖上，左手扶着右脚掌，右手轻推右膝盖，调整右髋伸展空间。注意保持骨盆摆正不歪斜。

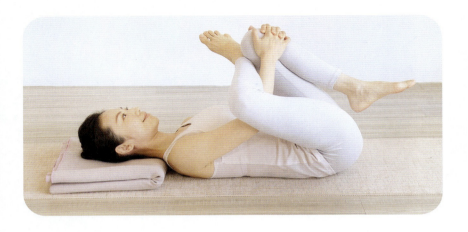

右髋逐渐放松，动作能再加深时，可用双手抱在左大腿后侧，将右小腿进一步贴近胸前。接着可以抱左小腿前侧，也可用右手肘轻推右膝往上，微调右髋伸展角度。

注意：双手出力将左膝抱向胸前时，保持肩膀放松贴地。

▨ 坐姿天鹅式

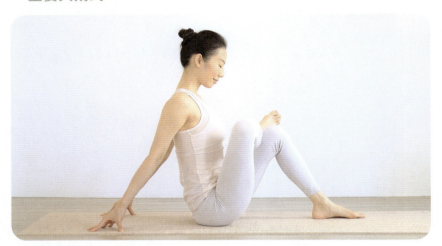

坐于地面，双腿向前伸直，将右脚踝放在左膝盖上方，双手扶后侧地面支撑。慢慢弯曲左膝，左脚掌踩地，让右小腿逐步贴近胸前，加深右臀伸展。除了将左脚掌往臀部方向靠近之外，也可将臀部抬起向前移动接近左脚掌，或双手在后侧推地支撑，辅助提升胸腔以接近右小腿，加深右髋屈曲角度，让按摩力度加深。

所有加深动作的指引是让觉察力能更深入探索内在空间的参考，不是一定要去尝试或达成的指令，最重要的是，练习不断感受身心真实的状态及需要。真的准备好让动作加深了吗？还是该让动作倒退一些？这些如实观察后而做的选择，都会让我们更接近真实、更贴近平静和平衡。

25

鹿式

开髋

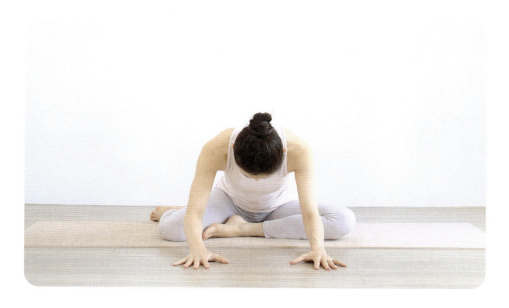

动作功效

双腿同时屈曲，但一腿外旋（脚掌在骨盆前方的半蝴蝶脚）、一腿内旋（脚掌在臀部外的半马鞍脚），刚好是相反的角度，并且双脚的空间会互相影响，能练习感受髋部不同层次的活动空间。

经络路线按摩

下肢的六条经络。

胆经：行经髋关节、身体侧边与双腿外侧。

膀胱经：行经整个背部、臀部及大腿后侧。

脾经、胃经：行经大腿前侧、鼠蹊以及腹、盆腔区域。

肝经、肾经：行经大腿内侧、鼠蹊以及腹、盆腔区域。

进入动作

从散盘坐姿开始，维持左脚掌放置于骨盆前方（左髋外旋），身体重心交给左臀、左腿，调整右脚掌放置于右臀外侧地面（右髋内旋），尽量让臀部放松下沉的预备坐姿。吸气时双手向上引导脊椎拉长；吐气时慢慢从髋关节倾斜身体向前，双手在前方落地支撑；再次吸气进入半前弯，胸腔向前、向上提升；吐气时开始探索双侧髋关节按摩舒展空间。可将骨盆（以及上身）往前后或左右方向移动，或将双脚掌逐一往远离骨盆的方向调整，能增加双腿内旋及外旋的角度，加深按摩力道。

建议停留时间：两侧各停留3～6分钟。

离开动作

离开动作时，将双脚掌收回至靠近骨盆的方向，再将上半身坐直回正，双腿逐一向前伸直，在地面拍动双腿，放松。

反向平衡动作

坐姿雨刷式及躺姿雨刷式的扭转刚好能让双腿进入反向角度，释放压力。

桌子式对称的后弯让身体感受平衡并舒展正面空间。

髋部旋转式能温和按摩髋部及脊椎。

注意事项

因每个人髋关节的活动度及状态都不同，鹿式会较为明显地表现出个体差异。因双腿同时呈现内旋与外旋的相反角度，在同时探索两侧动作时，需要更专注地觉察。通常内旋的腿部（脚掌在臀部外侧的半马鞍脚）会有较深的感受，尤其是专注于向下放松身体重量、让两侧坐骨放松下沉时，按摩力道可能很明显。脚掌向外移动、加深动作时，每次微幅调整一边，仔细感受其中的影响及差异，并且特别注意膝盖周围的感受，应没有任何不适的扭转或拉扯。

生理期或孕期都适合练习本式，能深层按摩髋部空间，但要注意向前降低身体时避免压迫腹部。

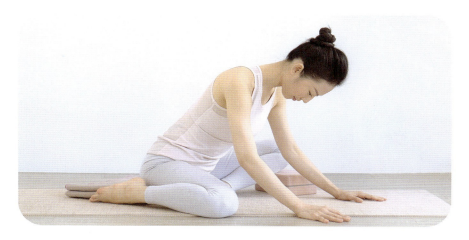

若在预备坐姿中，两侧坐骨无法平稳贴地，特别右侧马鞍脚的坐骨较容易浮起，重心会偏向左臀。可将厚度适当的毛毯垫在两边臀部下方，或是用瑜伽砖支撑在左膝下方，调整两侧坐骨至感受平稳。

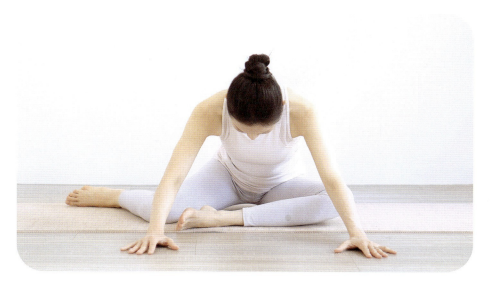

确认能再加深按摩时，可慢慢将双脚掌逐一往远离骨盆方向移动，加深动作细部空间探索。

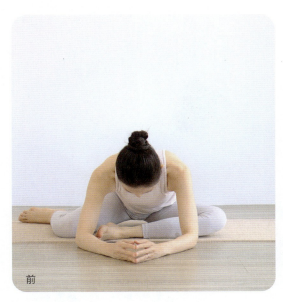

前

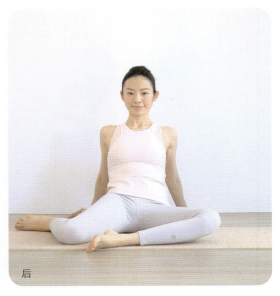

后

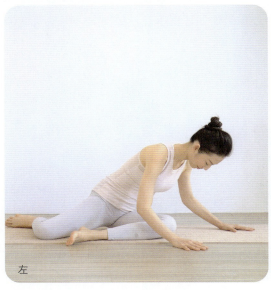

左

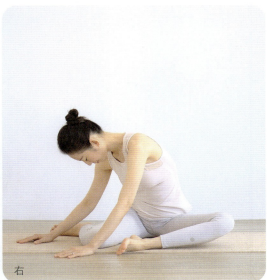

右

除了脚掌逐一向外移动，调整内、外旋角度之外，也可将上半身缓慢往前、后、左、右移动。
借助上半身的动作带动骨盆，骨盆朝不同方向移动，能探索髋部不同的按摩角度及空间。

◈ 躺姿鹿式

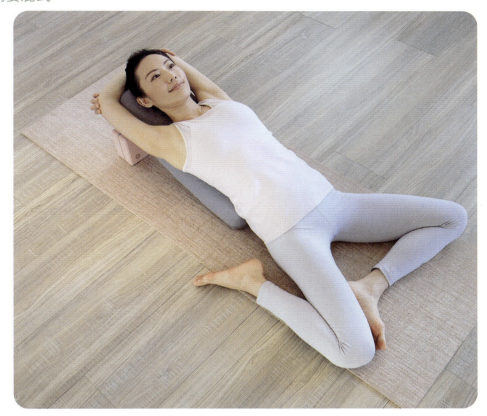

利用双手或是辅具在背后支撑，慢慢向后躺下，可增加右脚（半马鞍式）大腿前侧的伸展空间，也可继续将双脚掌慢慢往外远离骨盆，增加髋部细节空间探索。

26

龙式系列

开髋

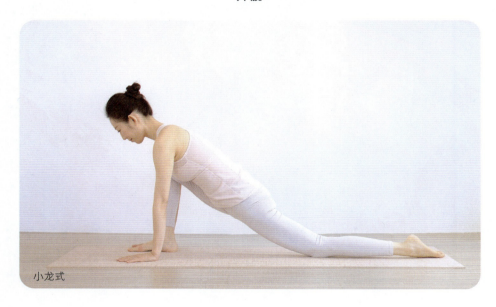

小龙式

动作功效

龙式与其各种变化式能多方向探索髋部空间，是很好的开髋系列动作。上图为小龙式，能加强前侧腿臀部与鼠蹊部位的按摩，也能加强后侧腿前侧区域的伸展。

经络路线按摩

下肢的六条经络。

胆经：行经髋关节以及身体侧边与双腿外侧。

膀胱经：行经整个背部、臀部及大腿后侧。

脾经、胃经：行经大腿前侧、鼠蹊以及腹、盆腔区域。

肝经、肾经：行经大腿内侧、鼠蹊以及腹、盆腔区域。

进入动作

从双手、双膝着地开始，将右脚向前跨至双手之间，保持右小腿垂直，脚掌踩稳。吸气时自然延伸脊椎，吐气时慢慢将左膝盖向后退，骨盆放松下沉，逐渐加大双脚前后距离，感受髋部周边伸展逐渐加深，进入小龙式。

建议停留时间：两侧各停留3～5分钟。从小龙式开始加上其他变化动作，可适当加长停留时间。

离开动作

离开动作时，慢慢将双脚前后距离缩短，下沉的骨盆提升，前侧脚向后收回至双手、双膝着地后，再进行反向平衡动作，仔细聆听身体的声音，凭直觉自由地活动，释放压力。

反向平衡动作

髋部旋转式能温和放松髋部空间。

牛猫式及老虎式的流动能平衡脊椎及双腿的能量。

下犬式及三脚狗能舒展全身并感受双边髋部伸展后的差异。

注意事项

龙式系列的各种变化，能针对髋部不同角度加强伸展。动作停留时，练习感受身体的需要，善用辅具支撑，除了能节省手臂的力量之外，更能帮助动作由浅至深，创造更细致的觉察空间。

若长时间停留，手臂会很酸，可以适时离开动作，让疲劳的肌肉休息后，再慢慢回到动作中稳定地停留。

生理期或孕期都适合运用龙式的各种变化舒展髋部空间，但应以温和放松的伸展范围为宜，不必太贴近动作边界，并避免跨步龙式中腹部压在大腿上的部分，以及劈腿龙式中双腿同时深度舒展的动作。

变化动作及辅具使用

◎ 高飞龙式

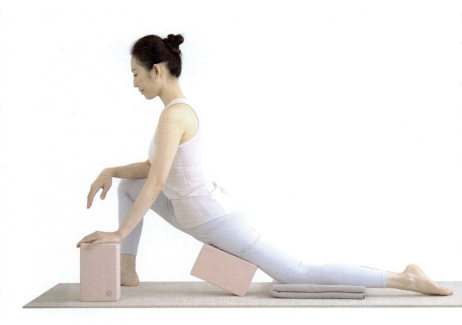

从小龙式开始，慢慢将上半身提高，进入高飞龙式后弯。可用瑜伽砖垫高双手，辅助上半身能有向上、向后抬至更高的空间，感受从后侧腿大腿前侧延伸到整个上半身正面的伸展，以及相对应的背部收缩按摩。左大腿前侧可用辅具支撑，承接身体向下放松的重量，让动作更有调整空间。也注意右髋周边（特别在鼠蹊处）是否有任何不适的挤压感受，若有则可试着将右脚向右略移，调整至舒适不压迫的角度。若后侧腿膝盖跪地感觉不适，可用毛毯垫于下方加以保护。

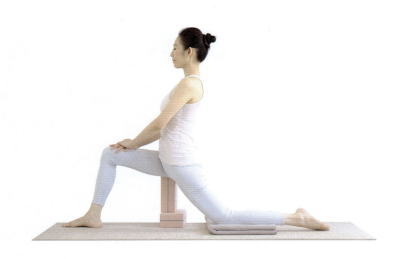

双手可扶在前侧大腿上，往下、往前推，辅助上身抬起，保持肩膀放松不耸肩。可将高度适当的瑜伽砖垫在右臀下方，借此调整上半身放松下沉所加深的伸展。

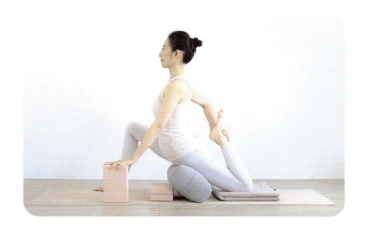

确认还有空间加深动作时，在后侧腿膝盖舒适的状态下，慢慢弯曲膝盖，并用手或瑜伽绳拉后脚掌，慢慢拉近臀部，加强后侧腿前侧伸展及整体后弯幅度。

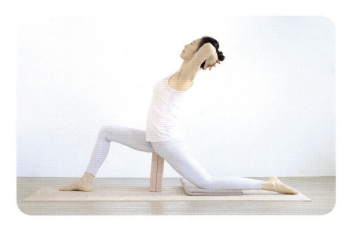

当胸腔能够达到骨盆上方时，可将双手十指互扣，用手掌抱住后脑勺，开始探索肩关节角度对脊椎后弯的影响。可尝试将手肘向外向上，体会胸腔及肩膀的感受。

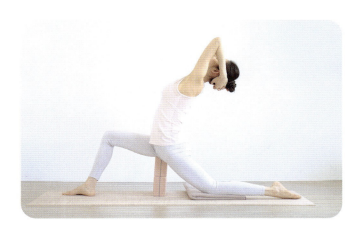

再试试将手肘朝前夹向脸部后，慢慢将手肘向上、向后轻推，将头的重量交给手掌心，下巴轻轻上提，感受喉咙前侧伸展。

低飞龙式

从小龙式开始，将右脚向右移一小步，双手置于右腿内侧，并维持右小腿垂直。慢慢将左膝向后退，骨盆往前、往下降低，让上半身从右大腿内侧向下降低，逐步加深右髋伸展空间。可将瑜伽砖支撑在手臂下方，能更节省力量，稳定地停留。感觉按摩能再加深时，逐步将支撑的辅具降低，让上半身能更接近地面。

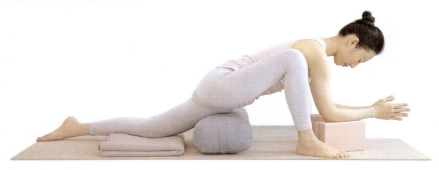

展翅龙式

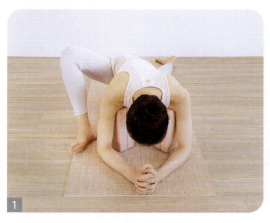

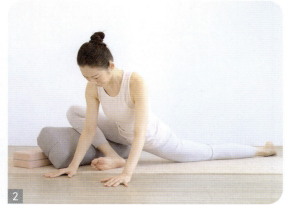

可在高飞龙式或低飞龙式中，探索前脚不同的伸展角度。可将右膝像翅膀一样慢慢向外展开，让右脚掌内侧离地，平衡在右脚掌外缘（图1），加深右髋外旋舒展空间。也可用辅具垫在右腿外侧加以支撑，引导腿部向外放松，让伸展能有更稳定的调整空间（图2）。

鞠躬龙式

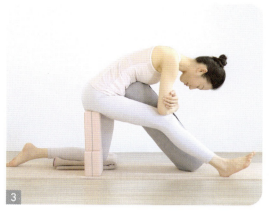 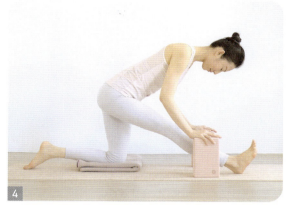

主要为前方右腿后侧及背部的放松伸展，也可作为以上龙式系列的反向平衡动作，或是劈腿龙式的预备动作。从小龙式开始，将臀部向后移到左膝上方，左大腿保持垂直支撑，打直右腿并勾起脚背、脚趾，可将瑜伽砖垫在右臀下方以辅助骨盆摆正，手扶在地面或瑜伽砖上。吸气时进入半前弯，手推直辅助胸口提升，并让坐骨向后，脊椎延伸向前。吐气时放松上半身，向前、向下沉，慢慢贴近动作边界时，可用瑜伽枕支撑上半身的重量及前弯角度（图3），感觉逐渐放松能再加深动作时，可减少支撑的辅具，加大身体前弯的幅度（图4）。

若上半身已贴在右腿上，感觉动作还能更深入，可将右脚向右侧移动，让上半身能从右腿内侧再往下，加深前弯。

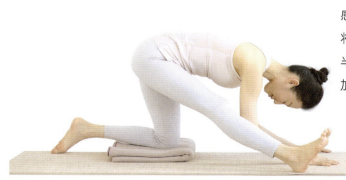

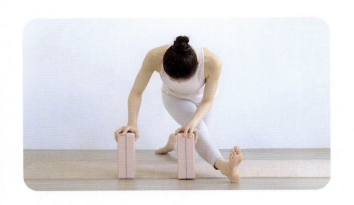

右脚除了可以摆放在骨盆正前方，或外侧之外，还可以将右脚内收，双手支撑在右腿外侧，能加深右臀及大腿外侧伸展。

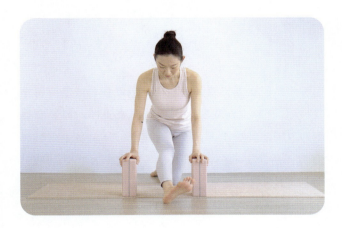

加深前弯的同时，右脚脚尖除了自然放松朝上之外，也可将脚尖朝内，让髋关节加深内旋空间探索。

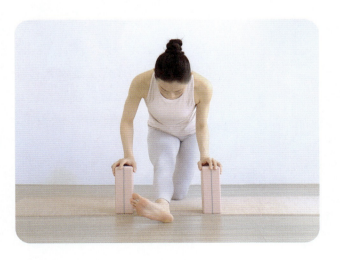

也可将脚尖朝外，加深髋关节外旋空间。

❀ 跨步龙式

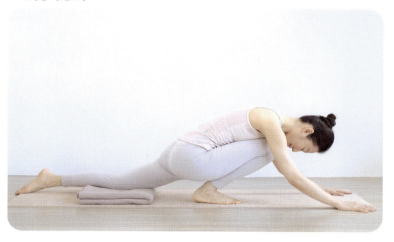

从小龙式开始，双脚与臀同宽，右脚掌踩地面，逐步弯右膝向前，让大腿后侧向前贴向右小腿肚，感受右脚踝前侧的收缩以及后方足跟腱（阿基里斯腱）的伸展，还有大小腿后侧互相挤压的按摩，保持骨盆摆正不歪斜。接着，让上半身右边腹部、胸口慢慢向前贴在右大腿上方，头也放松向下低垂，呈现自然圆背角度，能加深后侧腿、左髋前侧舒展。

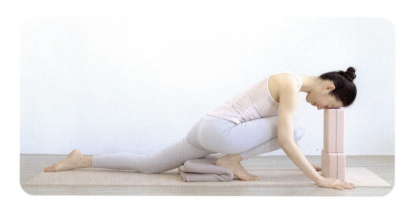

若感到右脚踝前侧有不舒适的挤压感受，或是大腿后侧也还未贴到小腿肚，脚跟已开始浮起离地，可将毛毯折成适当厚度垫在右脚跟下方，让右脚掌能向下踩实、右膝充分弯曲，以利小腿后侧伸展，也能解除脚踝前侧过多的压迫。还可用瑜伽砖支撑头部重量，更放松地保持在动作边界。

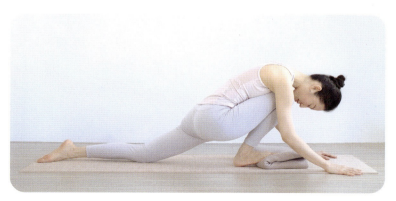

若右膝弯曲时，右脚跟能保持贴地，脚踝前侧也未感觉到有过多的压缩，可将毛毯垫在脚底前方，能增加脚踝前侧的按摩及后侧的伸展空间。

▨ 劈腿龙式

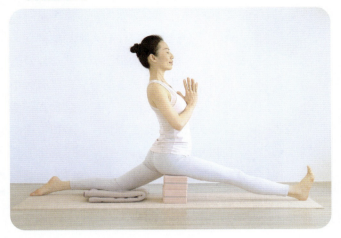

若已进行过腿部后侧伸展的各类前弯体式或鞠躬龙式，以及腿部前侧及身体正面延展的各类后弯动作，可进一步练习劈腿龙式。

从鞠躬龙式的预备姿势开始，在保持骨盆尽量摆正的状态下，开始将双脚向前后分开，臀部缓慢沉向地面。加深动作时，若无法在骨盆尽可能摆正的状态下让右臀贴地，可将辅具垫在右臀下方，以利长时间停留在适度的伸展角度内。上半身越向上向后提高，越能加强后侧腿前侧及身体正面伸展。

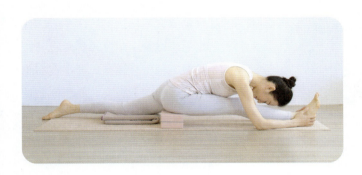

也可向前、向下趴低，加深前侧腿后侧的伸展空间。

切记，所有加深动作的选项都要在确实感受身体准备好了后再进行。长时间的稳定停留，才是延展阴组织的关键。阴瑜伽是帮助身心放松、节省能量的练习，勉强停留在感觉过深或失去调整空间的极端角度，身体反而会因为感觉不稳定而一直想动来动去，耗费更多能量。

侧弯

——探索、延伸

让我们像手风琴的风箱一样，通过侧弯舒展每一根肋骨间的空间，创造胸腔整体弹性，让自在平静的呼吸能量延伸到我们的每个行动里。

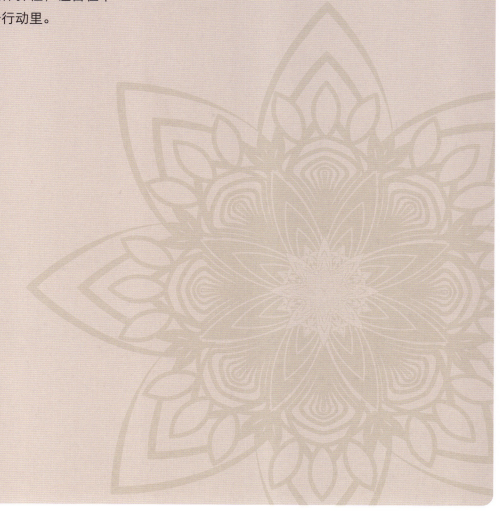

27

香蕉式

侧弯 · 开胸

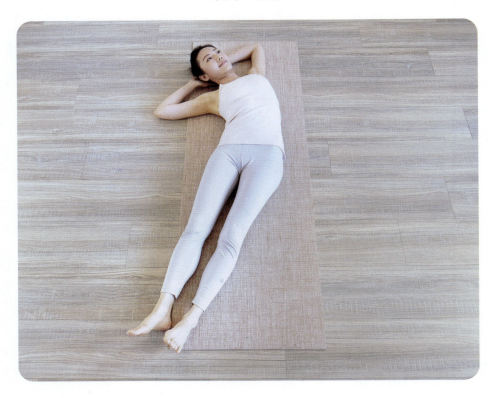

动作功效

能有效伸展身体侧面的空间，从胸口、腋下、两肋、腰侧，到臀部大腿外侧的髂胫束部位。

经络路线按摩

胆经：行经整个身体侧面。

心经、心包经、小肠经：行经前胸、腋下及手臂内侧。

进入动作

平躺于地面，双手十指互扣，掌心贴在后脑勺，肩膀、手臂放松贴地，臀部保持不动，将骨盆以上的身体向右侧移动进入侧弯，缓慢蠕动上半身向右移时，专注感受左侧身体加深伸展的过程，保持左手肘及肩膀不浮起。接着，骨盆保持稳定不动，将双脚也慢慢向右侧移动到最远，先让双腿保持伸直并拢、臀部不跟着移动为主，感受右侧身体的收缩按摩，以及左侧身体整体延展拉长的空间。

建议停留时间：两侧各停留3～5分钟。在身体两侧轮流进行动作时，若觉得某侧特别紧绷、需要多些照料，可根据内在平衡感受，适当增加单侧动作停留时间或重复单侧练习。

离开动作

离开动作时，先将双脚缓慢移回中央，接着再移动上半身，回正，并将双手收回身体两侧，放松，如同大休息式，体会内在能量流动的状态。

反向平衡动作

躺姿雨刷式放松的躺姿扭转流动能平衡双侧空间。

躺姿婴儿式舒展背部，可加上左右或前后方向的滚背按摩。

注意事项

这是一个在床上平躺时也能进行的体式，睡前或睡醒时都适合练习，能从侧面温和按摩脊椎，但要特别注意练习时应保持清醒，可定闹钟计时，以免在动作停留过程中睡着。

生理期或孕期都适合练习，能舒展侧面肋部及胸口的空间。若孕中晚期腰椎曲度开始增加，平躺在地面会让下背腰椎感到不适，可做双脚踩地的香蕉式版本，放松下背空间。

变化动作及辅具使用

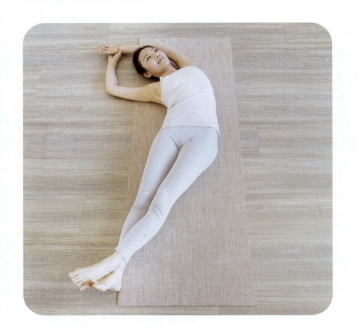

进入深层侧弯角度时，可将脚踝上下交叠，让下半身固定。加深动作时，可将上半身再向右侧移动得更远。手部的变化式：可用右手抓着左手腕，右手轻拉左手向右，加强左侧延展空间。

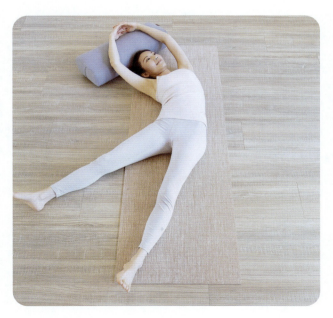

也可尝试让双腿分开，先将右腿单独向右侧移动到最远，加强右侧的挤压按摩。再看看左腿是否也能再向右移动，加强左侧舒展。若双手臂高举过头时，肩膀无法放松贴地，可将瑜伽枕垫在双手下方，辅助手臂肩颈区域放松。

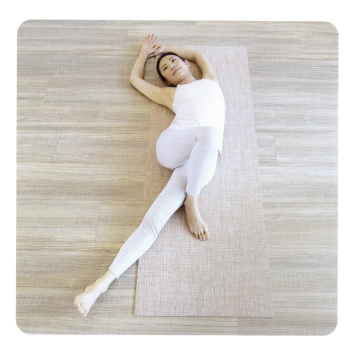

还可尝试让右脚掌踩到左大腿外侧地面，给左腿让出向右侧移动的空间，加深侧弯。

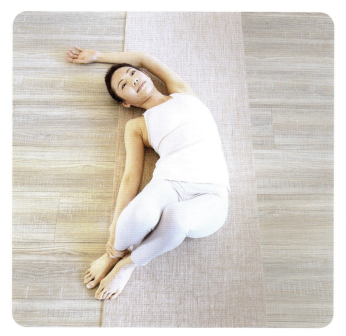

或是双腿膝盖弯曲，脚掌踩地移向右边，右手轻拉右脚踝，辅助右侧的收缩按摩，左手向上延伸、放松贴地，加强左前胸及身侧的延展。

⬚ 香蕉树式

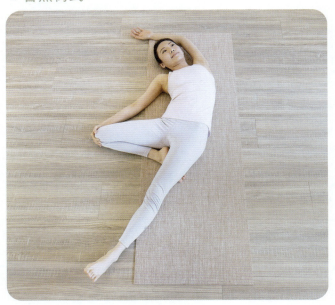

弯曲右膝，将右脚掌踩在左大腿内侧形成树式。右手可轻拉右膝向上，辅助右侧加强收缩。也观察左脚是否还能向右侧移动，探索更深入的侧弯角度。

⬚ 香蕉鞋带式

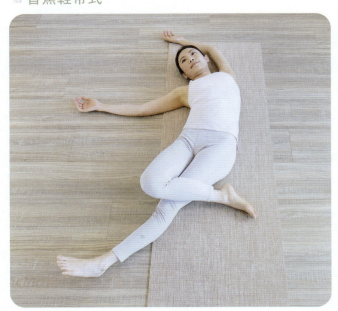

将右脚掌放置于左臀外侧，右膝叠放在左膝上的半鞋带式，体会侧弯感受的变化。

香蕉马鞍式

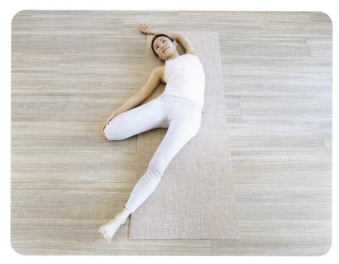

将右脚掌置于右臀外侧的半马鞍式变化，感受右大腿前侧加深伸展。右手可轻拉右膝，辅助右边腰侧加强收缩，并且仔细感受左右髋关节角度变化时，整体侧弯空间的连动及影响。

坐姿香蕉式

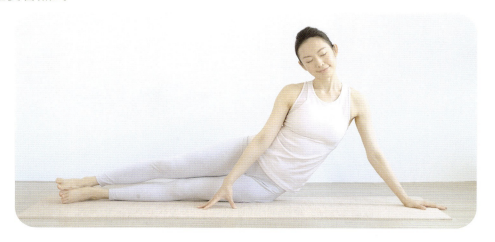

坐于地面，双腿向前伸直并拢，上身略为后倾，双手在后方地面支撑，脊椎保持延伸拉长。接着将身体转向左边，右手也绕到左侧地面支撑，让左臀及左腿外侧贴地，将右臀右腿叠到左臀左腿正上方，让身体好像夹在两片玻璃当中一样，保持头部、肩膀、骨盆、双腿在一直线上。用双手在左侧地面支撑，慢慢侧向抬高上半身，让右侧腰收缩，左侧身体拉长，保持肩膀往后往下放松、远离耳朵，再让右耳接近右肩，加深颈部左侧延展。

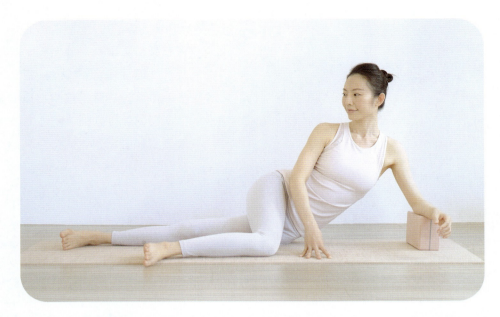

可以将上方的右腿膝盖弯曲，右小腿放置于左腿前侧地面，可加深右边侧腰收缩空间。将辅具垫在左手肘下方，可减少小臂、掌、腕的支撑力量。

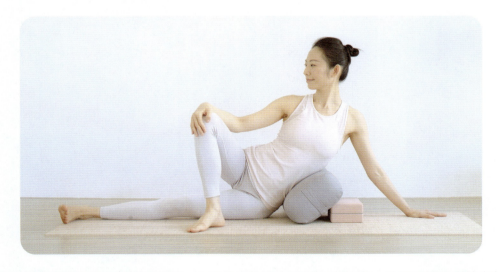

也可让右脚掌踩在左大腿前侧地面，右手扶在右膝上辅助上身提高，并利用辅具支撑左侧腰，节省手臂力量，深入探索侧弯空间。

28

中立的侧伸展

开髋 · 侧弯

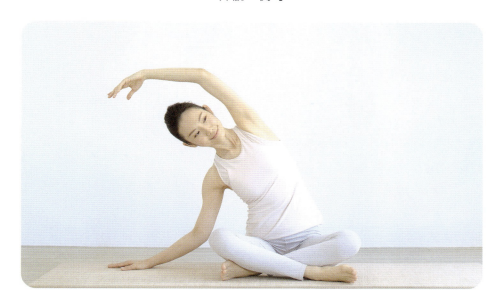

动作功效

在骨盆能中立摆正或脊椎保持自然延伸曲线，没有前弯、后弯或扭转的角度之下，进行上半身侧弯空间探索，能延展拉长、收缩挤压身体侧面空间，增强脊椎的灵活性并舒展肋部，让整个胸腔有能更自然地扩张、收缩的弹性空间。

经络路线按摩

胆经：行经整个身体侧边。

肺经、大肠经、心经、小肠经、三焦经：行经胸腹腔内脏和颈部、肩膀、手臂区域。

心包经：行经胸腹腔内脏与肩膀、手臂区域。

进入动作

从骨盆摆正的散盘坐姿开始，吸气时脊椎及双手向上延伸，吐气时慢慢进入侧弯，将身体向右倾斜，右手扶在地面上支撑，仔细感受身体右侧的收缩按摩以及左侧的拉长空间。

建议停留时间：两侧各停留2～3分钟。在身体两侧轮流进行动作时，若觉得某侧特别紧绷、需要多些照料，可根据内在平衡感受，适当增加单边动作停留时间。

离开动作

腹部内收，右手轻推地，慢慢将身体回正，左手向下放松，再换边（并换脚）练习。

反向平衡动作

牛猫式或老虎式，前后弯的动作能舒展脊椎及髋部。

坐姿雨刷式轻柔的扭转能平衡及舒展双侧空间。

注意事项

可从各种阴瑜伽体式的预备坐姿开始，腿部有多种变化角度，可利用辅具做好支撑，确实摆正骨盆（不后倾），保持脊椎中立延伸，在没有前弯（屈曲）及后弯（伸展）的角度中，单纯探索侧弯空间后，再接着进行预备体式的练习。

若双腿为不对称的动作，两边髋关节处于不同角度，会影响上半身侧弯时的角度及空间。可选择其中一个方向进行，或比较双侧的差异空间，仔细感受是收缩部分还是拉长的部分先到达边界。加深侧弯时，注意别让身体向前倾或骨盆后倾变成驼背的角度。侧弯中手部动作的变化会加强侧边肋骨、前胸及肩颈的舒展空间。

生理期或孕期都适合练习，舒展侧边肋部及肩胸，能增进整个胸腔的弹性空间。

变化动作及辅具使用

以下侧弯体式中，肩膀手臂的摆放及辅具的使用方式，可和下半身各种不同的变化动作互相搭配进行。

蝴蝶式坐姿 + 侧伸展

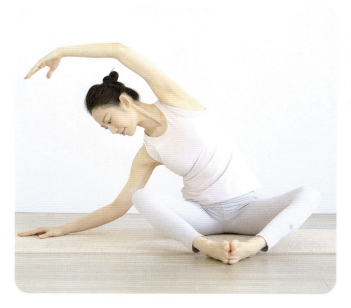

从蝴蝶式的预备坐姿进入向右的侧弯，右手扶在右侧地面，左手可顺着脊椎向右侧弯的弧度，在空中自然向右延伸。可低头看向右下方，让左后颈温和伸展。注意换边练习。

半蝴蝶式坐姿 + 左右侧伸展

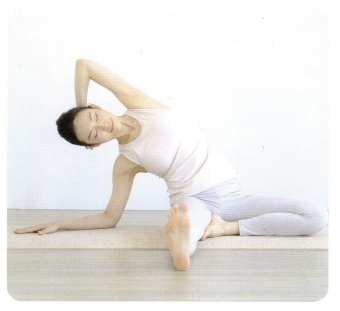

从半蝴蝶式的预备坐姿进入上半身向右或向左的侧弯。上方手肘可弯曲，用手掌托住侧倾的头部，辅助颈部在侧弯时保持舒适顺向的停留角度。注意换边练习。

蜻蜓式坐姿 + 侧伸展

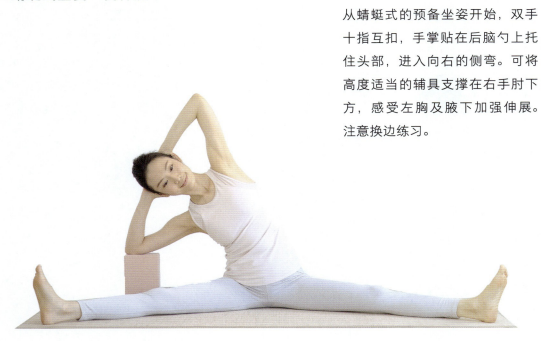

从蜻蜓式的预备坐姿开始，双手十指互扣，手掌贴在后脑勺上托住头部，进入向右的侧弯。可将高度适当的辅具支撑在右手肘下方，感受左胸及腋下加强伸展。注意换边练习。

半蜻蜓式坐姿 + 左右侧伸展

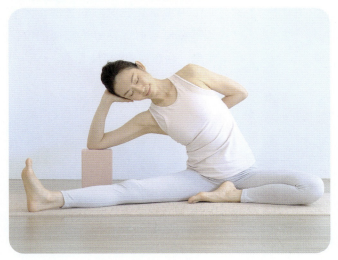

从各种半蜻蜓式的预备坐姿开始，进入向左或向右的侧弯。可将上方的手放下、背在背后，头部及上半身逐渐往侧边放松倾斜，加深颈部侧边伸展。注意换边练习。

鞋带式坐姿 + 左右侧伸展

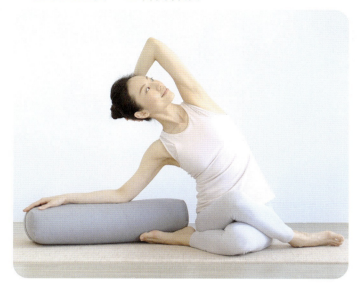

从鞋带式的预备坐姿开始，进入向左或向右的侧弯。可用辅具支撑下方手臂，上方手掌撑托头部，保持两边肩膀放松、远离耳朵。加深动作时可将辅具逐渐降低，并注意换边练习。

半鞋带式坐姿 + 左右侧伸展

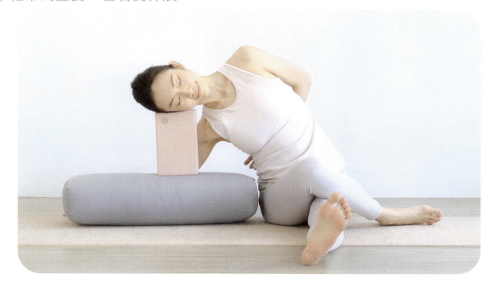

从半鞋带式的预备坐姿开始，进入向左或向右的侧弯，慢慢贴近动作边界。可用辅具支撑头部于顺向侧弯的高度上，让手臂的支撑能够放松。注意换边练习。

◰ 毛毛虫式坐姿 + 侧伸展

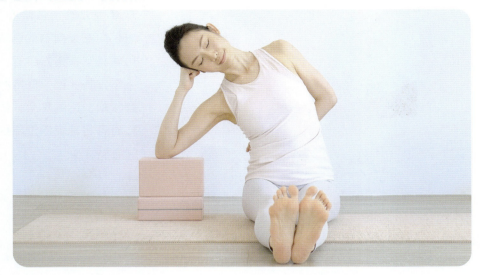

从毛毛虫式的预备坐姿开始，进入向右的侧弯，可将高度适当的辅具支撑在右手肘下方，右手托住头部。注意换边练习。

◰ 马鞍式坐姿 + 侧伸展

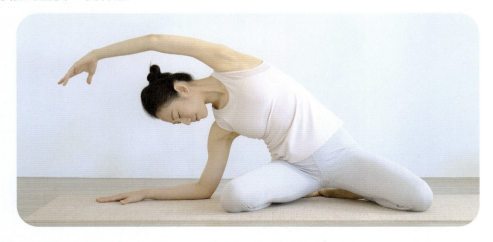

从马鞍式的预备坐姿开始，进入向右的侧弯，慢慢加深动作。可让右小臂贴地支撑，如实感受身体，观察动作的边界。注意换边练习。

睡天鹅式 + 左右侧伸展

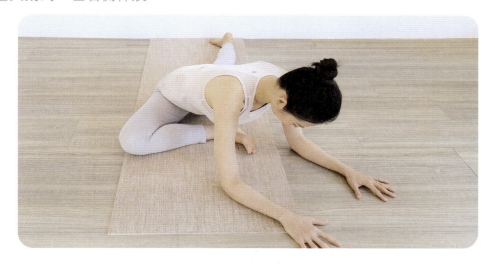

进入睡天鹅式，保持骨盆摆正、脊椎舒适延伸的角度。双手带着上半身慢慢进入往左或往右的侧弯，会给正在伸展的前侧腿带来不同的按摩感受。注意换边练习。

低飞龙式 + 上半身往远离前脚的方向侧弯

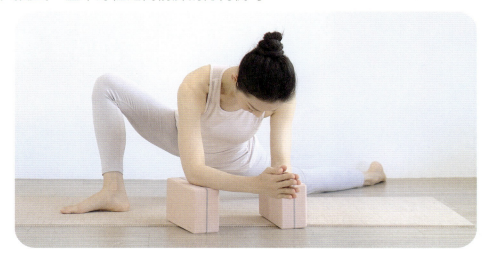

进入低飞龙式，保持脊椎舒适延伸，双手带着整个上半身慢慢往远离前侧腿的方向进入侧弯。手臂下方若有辅具支撑，也带着一起移动。注意换边练习。

29

前弯 + 侧伸展

开髋 · 前弯 · 侧弯

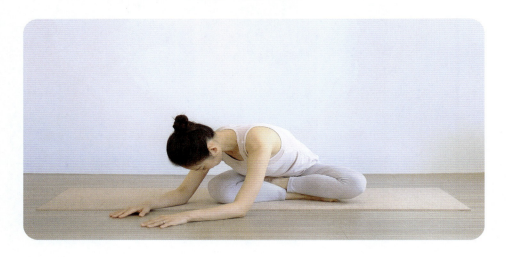

动作功效

在各种前弯体式中加入侧弯，让前弯动作中的背部及髋部按摩有更深入的探索空间。

经络路线按摩

除了前弯动作本身会按摩到的部分，侧弯主要能刺激行经身体侧面的胆经。

进入动作

在各式阴瑜伽前弯的动作中，双手引导整个上半身往左或往右进入侧弯，若身体前侧有辅具支撑，可将辅具带着一起移动，慢慢探索动作边界。

建议停留时间：按照原前弯动作预计停留的时间进行，或视情况增加1～2分钟的侧弯探索。在身体两侧轮流进行的动作中，若觉得某些部位特别紧绷，需要加强照料，可根据内在平衡感受，适当增加单侧动作停留时间或重复单侧练习。

离开动作

双手带着身体回到中间，解除侧弯，静观身体感受后，再慢慢离开前弯。

反向平衡动作

按照各种前弯动作之反向平衡动作进行，或是自由移动身体以释放压力、感受空间。

注意事项

若背部或腰部有伤，不适合前弯的时候，请避免练习此系列动作。在前弯中加入侧向空间探索，还是需要以原前弯动作为主，若前弯动作本身感觉已非常强烈，不一定要再加入其他方向的动作。可选择倒退出一些前弯的幅度，让感觉温和一些后，再加入侧弯，仔细聆听身体的感受并加以调整，以能够保持自在呼吸为主，可用辅具给身体多一些支撑。

前弯动作本身就会挤压腹部，再加上侧弯，会让单侧原有的收缩或拉伸感受更明显，孕期的侧弯练习建议以中立的侧伸展为主，减少动作的复杂度，保留更多深呼吸的空间。

变化动作及辅具使用

◎ 蝴蝶式 + 侧伸展

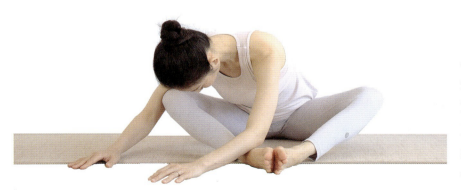

从蝴蝶式的前弯开始，用手臂的支撑带着上半身慢慢往右侧移动，能加强左侧腰及左下背的伸展与髋部更多细节空间的探索。也可将右耳接近右肩，加强左侧颈部的伸展。注意换边练习。

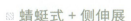

半蝴蝶式 + 左右侧伸展

从半蝴蝶式的前弯开始，进入向左或向右的侧弯空间。因腿部为不对称的动作，会影响上半身进入侧弯的角度，且上半身从前弯中带入侧弯后，也会影响到髋部原有的按摩感受，仔细体会上、下半身互相连动的影响。注意换边练习。

蜻蜓式 + 侧伸展

从蜻蜓式的前弯中进入侧弯，缓慢地探索前弯及侧弯的边界。注意换边练习。

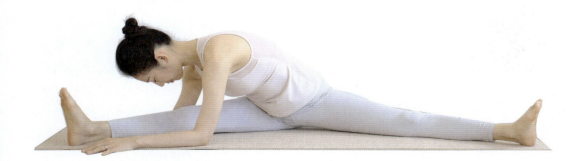

◨ 半蜻蜓式 + 左右侧伸展

从各种半蜻蜓式的前弯开始，进入向左或向右的侧弯空间，在缓慢移动中仔细感受从前弯中带入侧弯的过程及出现的所有变化。注意换边练习。

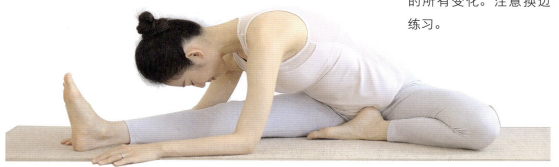

◨ 鞋带式 + 左右侧伸展

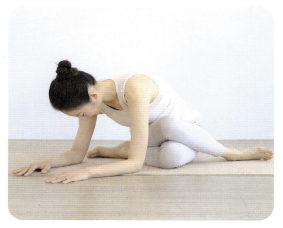

从鞋带式的前弯开始，进入向左或向右的侧弯空间。注意换边练习。

◨ 半鞋带式 + 左右侧伸展

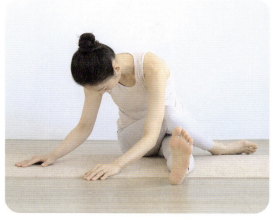

从半鞋带式的前弯开始，进入向左或向右的侧弯空间。注意换边练习。

◪ 毛毛虫式 + 侧伸展

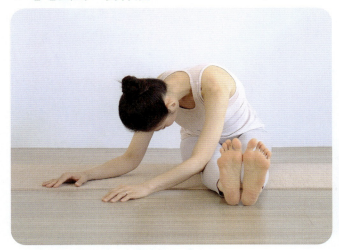

从毛毛虫式的前弯中进入侧弯，注意换边练习。

◪ 婴儿式 + 侧伸展

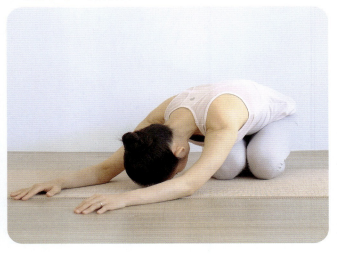

从婴儿式的前弯中进入侧弯，注意换边练习。

◪ 方块式 + 左右侧伸展

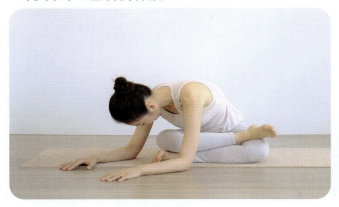

从方块式的前弯中进入向左或向右的侧弯，并且在缓慢往侧边移动的过程中，感受侧腰及后背加深的拉长或收缩如何连带影响着方块式中臀部周边的伸展。注意换边练习。

◪ 鞠躬龙式 + 左右侧伸展

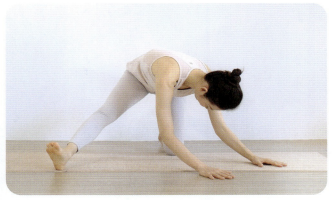

从各种鞠躬龙式变化的前弯中进入向左或向右的侧弯，注意换边练习。

30

后弯 + 侧伸展

后弯 • 侧弯

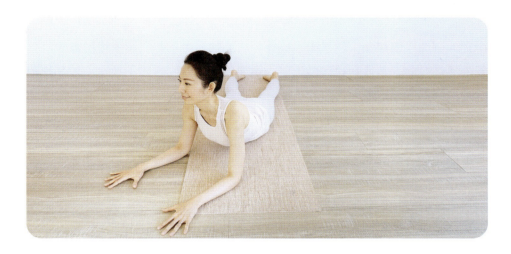

动作功效

在后弯体式中加入侧弯，能加深单边侧面及正面空间的舒展，以及相对应空间的收缩挤压。

经络路线按摩

除了后弯体式本身会按摩到的部分，侧弯主要能刺激行经身体侧面的胆经。

进入动作

在各式的后弯中，逐渐将上身向侧边移动，加入侧伸展角度，例如：狮身人面式加上侧弯。若在后弯中有辅具支撑，可将辅具带着一起移动，仔细探索边界。

建议停留时间：按照原后弯动作预计停留的时间进行，或视情况增加1~2分钟的侧弯探索。在身体两侧轮流进行的动作中，若觉得某些部位特别紧绷，需要加强照料，可根据内在平衡感受，适当增加单边动作停留时间或重复单侧练习。

离开动作

慢慢倒退出侧弯，静观一下身体的感受之后，再缓慢离开后弯。

反向平衡动作

按照各种后弯动作之反向平衡动作进行，或是自由移动身体释放压力。

注意事项

在后弯体式中加入侧向空间探索，还是需要以原后弯动作为主。我们日常使用身体时多为向前的动作，和后弯体式是相反的活动方向，若后弯动作感觉较为明显或强烈，则暂时不要再加入其他方向的动作。特别在后弯体式中，背部空间的收缩很多，若再加入侧弯，很容易超过身体极限。在加入侧弯前要仔细确认背部空间没有局部压缩过多的感受，特别在下背及胸、腰、骶椎的衔接处，没有任何刺痛、酸麻、压迫等不舒服的感觉，并且能够保持自然呼吸及专注的觉察，慢慢创造空间，慢慢深入动作。或尝试在还未进入后弯体式的边界之前，带入侧向的探索。人体是三维的立体空间，以不同顺序或时序进入相同的动作，会帮助我们触碰到不同层次的空间！

孕期适合融心式+侧伸展的练习，避免压迫腹部或过于深入的后弯，建议将后弯体式和侧弯动作分开进行，并以中立的侧伸展体式为主。

变化动作及辅具使用

◁ **融心式 + 侧伸展**

从融心式的后弯中进入向右的侧弯，用手臂辅助，缓慢将整个上半身带向右侧，仔细感受动作边界，并换边练习。

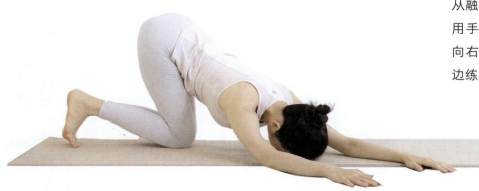

◎ 狮身人面式 + 侧伸展

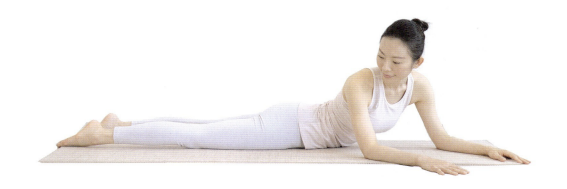

从狮身人面式的后弯中进入向右的侧弯，下巴可以越过右肩向后看，加强左侧颈部舒展。注意换边练习。

◎ 辅助桥式 + 侧伸展

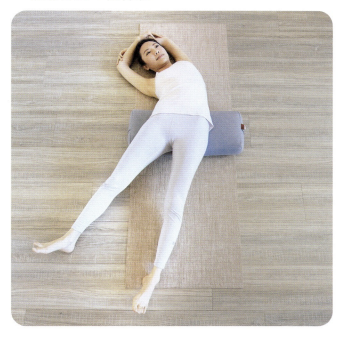

从辅助桥式的后弯开始，骨盆保持稳定不动，慢慢将整个上半身移向右侧。接着再将双腿也向右侧移动，如同香蕉式。注意换边练习。

◎ 马鞍式 + 侧伸展

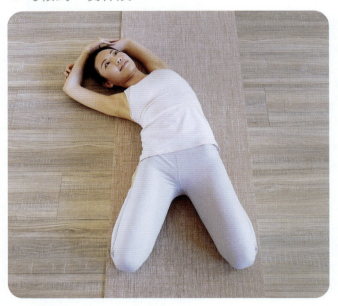

从马鞍式的后弯开始，慢慢将骨盆以上的身体向右侧弯，若后背有辅具支撑，带着辅具跟身体一起移动，进入动作边界后稳定地停留。注意换边练习。

◎ 高飞龙式 + 侧伸展

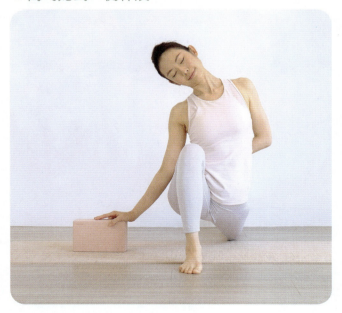

从高飞龙式的后弯中进入上半身向右或向左的侧弯，注意换边平衡练习。

半马鞍式 + 左右侧伸展

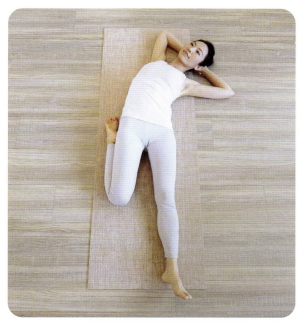

在半马鞍式的稳定后弯中，将上半身带入向左或向右的侧弯空间。在右腿膝盖弯曲的半马鞍式中，右大腿前侧伸展时，上身往左边侧弯，能加强整体右侧空间伸展。若上半身往右边侧弯则会有不同的效果。注意换边练习。

天鹅式 + 左右侧伸展

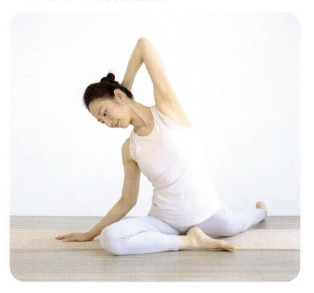

从天鹅式的后弯中进入上半身向右或向左的侧弯，因腿部为不对称的动作，会影响上身侧弯的角度及空间。仔细体会不同方向的侧弯如何影响髋部原有的按摩感受。注意换边练习。

扭转

——感谢、尊重

　　随着时间的流动，我们不断前行，用心体会每一个呼吸，留心每一步，保持一颗开放而柔软的心，向左或向右轻轻转身，能看见生命里更广阔的风景，感谢并尊重所有的存在与未知。

31

躺姿扭转式

扭转

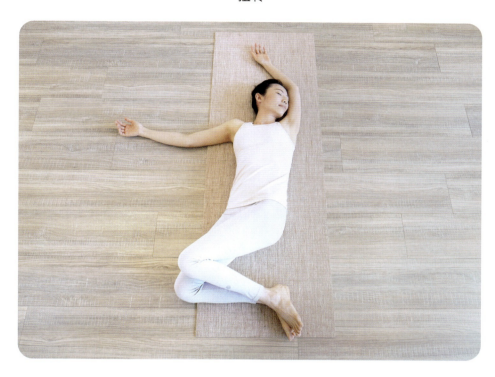

动作功效

躺在地面的扭转动作，借助地面的支持能释放脊椎压力，温和按摩内脏器官，放松神经系统，可作为进入大休息式的前导姿势。

经络路线按摩

十二经络：行经胸、腹、盆腔各脏腑与头颈肩区域。扭转体式主要能舒展行经身体侧面的胆经。

进入动作

平躺于地面，双腿膝盖弯曲，脚掌踩地。吸气时感受身体轻轻扩张拉长，吐气时用腹部力量控制着慢慢将双腿倒向右侧地面进入扭转，肩膀放松贴地、远离耳朵，双手可向左右或向上延伸，将头转向左侧，让整个脊柱顺向扭转，舒展身体左侧空间。

建议停留时间：两侧各停留3～5分钟。在左右轮流进行的扭转体式中，若觉察到两侧有明显差异，某侧感觉特别紧绷，需要加强照料，可根据内在平衡感受，适当增加单边动作停留时间或重复单侧练习。

离开动作

离开扭转时，可以选择逆向倒退出动作，先将头转正，腹部用力将双腿收回中间；或是将左手和头一起带到右边侧躺，右手臂可以枕在头下，进入侧卧婴儿式，稍微停留，再躺回地面。然后换边练习。

反向平衡动作

对扭转动作来说，最好的反向平衡就是另一边的扭转。

躺姿雨刷式，跟着呼吸进行的流动练习能平衡及释放长时间停留累积的感觉。

桥式舒展身体正面，感受左右两侧的差异。

注意事项

因为每个人身体的状态、各部位的比例都不同，身体组织或紧实或柔软，还有身长、腿长、骨盆宽度、身体厚度、胸腔形状等因素，在相同的扭转动作（或任何动作）中，每个人的感受都不会相同。利用各种扭转动作的变化版本（手、脚的摆放变化，头部的转向及辅具的使用等），能够帮助每个独特的身体探索更深入的扭转空间。

孕期要避免深度扭转，因为腹部会越来越鼓胀紧绷，扭转动作会让内脏进一步推挤压缩。孕期适合脊椎能保持中立状态的扭转，或利用辅具支撑身体的扭转版本，且以舒展胸椎空间为主。

变化动作及辅具使用

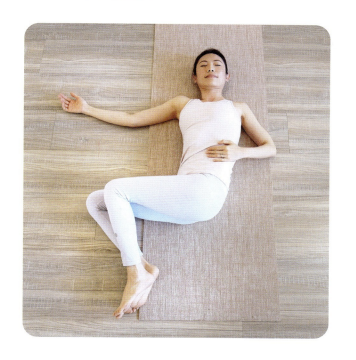

从躺姿扭转式动作进一步延伸，探索不同的扭转角度。可让双脚在右侧地面慢慢往上移动，觉察扭转空间的变化。若左肩开始浮起离地无法放松，可将左手臂向下，手掌置于腹部，不一定要加入颈部扭转，可保持面部向天空，让左侧肩胸伸展感受较为温和。

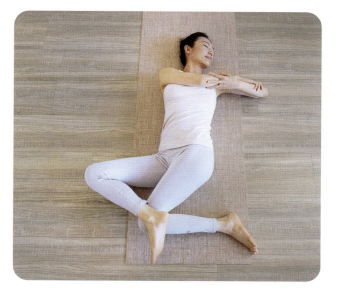

探索不同的扭转角度，将双脚掌左右分开，右脚掌叠放在左膝外侧可辅助动作加强。双手在胸前互抱手肘，慢慢将双手肘向左侧移动，能同时舒展右手臂外侧及肩胛，并顺向引导头部也转向左边。

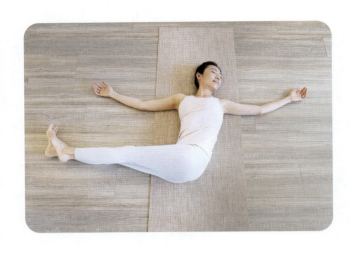

感觉身体准备好探索更深入的空间
时，可将双腿慢慢向右伸直，加深
左臀、左大腿外侧伸展。

躺姿直单腿扭转

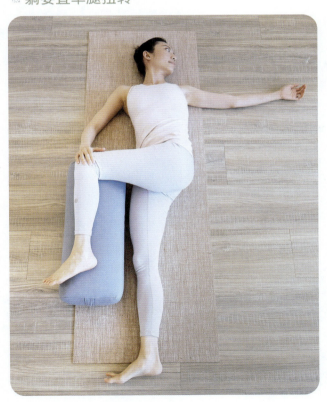

平躺于地面，右腿保持伸直，弯曲
左膝盖，并且用右手扶住左膝。吸
气时感觉从右脚跟到头顶——身体
中轴线的延伸，吐气时用右手引导
左膝，慢慢接近右侧地面、进入扭转，
让左臀叠在右臀上方。若左小腿无
法贴到右侧地面，可用辅具在左小
腿下方加以支撑，调整左肩及手臂
放松贴地，头也可以向左转。

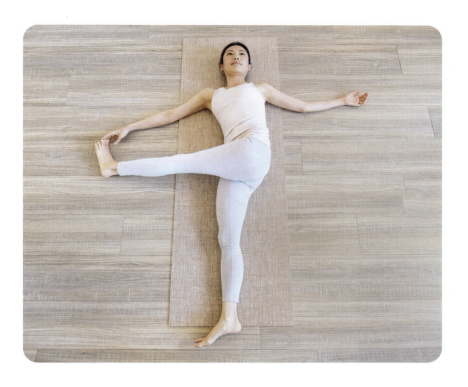

逐步降低左腿下方辅具能加强扭转深度。还可将左腿慢慢向右伸直，右手辅助左腿向右向上延伸，加深左臀、左大腿外侧伸展。

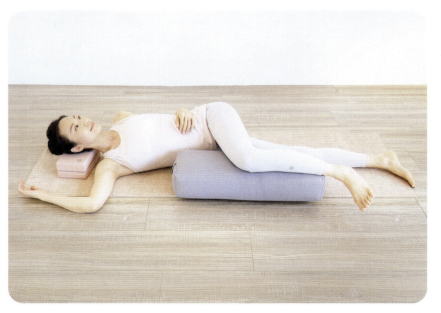

这是较为温和的版本，从侧躺在右边开始，将瑜伽砖垫在右侧脸下，肩膀放松，远离耳朵，右腿保持伸直，左膝弯曲、放置在辅具上。吸气时延伸中轴线，吐气时慢慢将左肩向后、向下放松，整个胸口以及脸部逐渐转往天空方向。将左腿下方辅具逐渐降低能温和且有控制的让扭转加深。

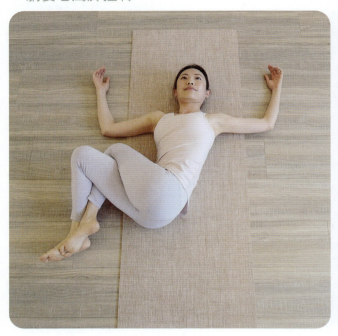
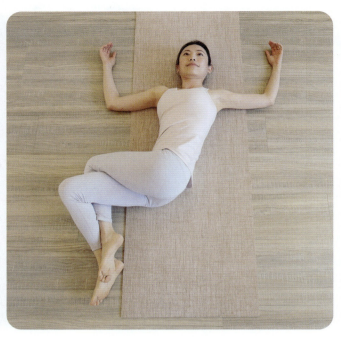

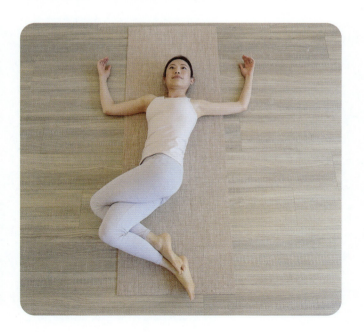

平躺于地面，双腿膝盖先弯向胸前，将左大腿跨过右大腿，身体允许的可将左脚背缠绕到右小腿内侧，进入老鹰脚。吸气时感受脊椎拉长，吐气时慢慢将双腿带向右侧（亦可带向左侧，有不同感受）进入扭转，并可探索双脚不同的高度带给身体的不同按摩角度。若双腿无法贴地，可用辅具在下方加以支撑，或让肩膀及手臂浮起离地，也可将辅具垫在肩臂下方，探索更深层放松、舒展的空间。

32

猫拉尾扭转式

扭转 · 开髋 · 开胸

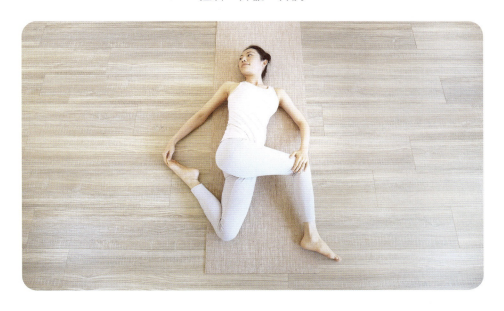

动作功效

深度扭转脊椎，按摩内脏器官，舒展胸口及肩膀前侧区域，并特别加强上方腿的臀部、大腿外侧，以及下方腿前侧伸展。

经络路线按摩

十二经络：行经胸、腹、盆腔各脏腑与头颈肩区域。扭转体式主要能舒展行经身体侧边的胆经。

进入动作

平躺于地面，双腿伸直，先弯曲右膝，左手扶住右膝盖。吸气时感受中轴线延伸，吐气时用左手引导右膝带向左侧，开始加深扭转，接着弯曲下方的左膝盖，让左脚跟靠近臀部，再用右手抓住左脚掌，即猫拉尾式拉住的尾巴。加深动作时可用双手辅助双腿往外延伸：左手辅助右膝向左贴地，帮助右臀及大腿外侧加深伸展；右手辅助左脚掌拉往远离臀部方向，加深左大腿前侧伸展。调整双侧肩膀，放松贴地，胸腔打开，最后将头慢慢转向右边，让整体扭转感觉更深入。

建议停留时间：两侧各停留3～5分钟。在左右两侧轮流进行的扭转间，若觉得两侧明显差异，可根据内在平衡感受，适当增加单侧动作停留时间或重复单侧练习，仔细感受并创造全身整体张力平衡的空间。

离开动作

离开动作时，右手放开，让左腿慢慢伸直；左手放开，让右臀贴回地面，慢慢解除扭转，回到大休息式或支撑放松式，静态观察，或自由转转脚踝、伸伸懒腰，释放压力。

反向平衡动作

对扭转动作来说最好的反向平衡就是另一边的扭转。

仰卧婴儿式的温和前弯能平衡大腿前侧及身体正面伸展。

桥式舒展身体正面，并感受左右两侧差异。

注意事项

长时间停留的深度扭转，离开动作时一定要放慢速度，逐步解开动作。也可以先放开右手，让左脚先伸直，再将右手和头带向左边，左手臂枕在头下方，慢慢弯曲双腿膝盖，收向胸前，进入侧卧婴儿式停留观察，然后再慢慢平躺。猫拉尾式是在扭转当中带入下方腿部前侧的伸展，有时会因为大腿前侧较为紧绷而无法在动作中同时深入扭转空间，脊椎的扭转亦会影响腿部前侧伸展深度，建议先分别用其他体式加强脊椎扭转以及大腿前侧空间后，再进入本式。

在扭转中若感觉下背不适，可用腹部内收力量微调骨盆及脊椎的角度，或倒退出一些动作加深的空间，释放局部过多的压力。扭转越深入，胸腹腔的按摩挤压也越强烈。要特别注意呼吸状态，保持呼吸顺畅不憋气，吸气时有自然延伸、膨胀的空间感，吐气时通过放松收缩过程微调动作。

孕期要避免深度扭转，可利用辅具加以支撑，从温和的角度进入。还可选择有较多调整空间的扭转版本。

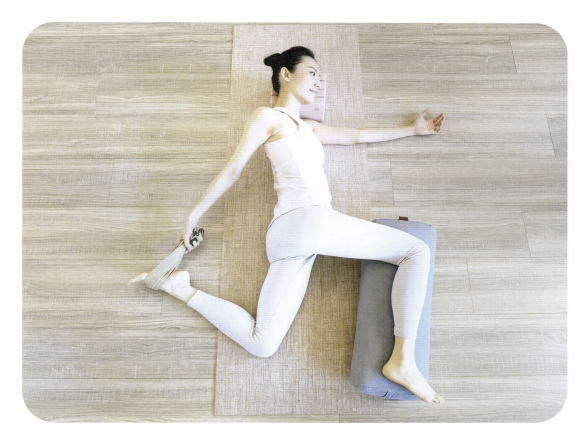

先向左侧卧，将瑜伽砖垫在左侧脸下，避免压迫左肩手臂与颈部歪斜；左手向左延伸，放松贴地；右膝向前弯曲，并在右小腿下方垫上辅具；再弯曲左膝，左脚掌向后，右手向后拉左脚掌，若右手无法直接抓住脚掌，可用瑜伽绳辅助，进入温和版本的猫拉尾式。

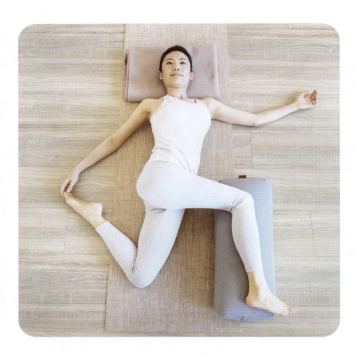

吸气时感受脊椎延伸，吐气时慢慢加深动作，将右肩向后转开，慢慢将胸口以及脸也朝向天空，右手将左脚掌往远离臀部的方向拉。随着扭转加深，右肩逐渐向后贴地时，可降低枕头，让头颈肩更放松。

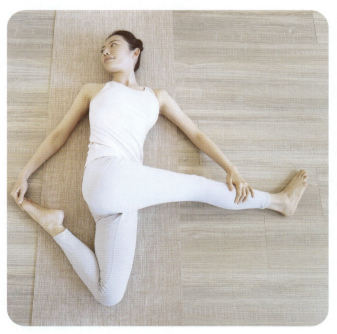

可降低右小腿下方辅具高度，让右膝往左侧地面接近，也可将右腿向左延伸打直；左手辅助右脚拉近上半身，加强右臀、大腿外侧伸展。同时，右手也将左脚掌持续向后拉远，能加深左大腿前侧伸展及整体扭转深度。当右肩能慢慢向后放松贴地后，可将头转向右侧，引导颈椎也进入整体顺向的扭转空间。

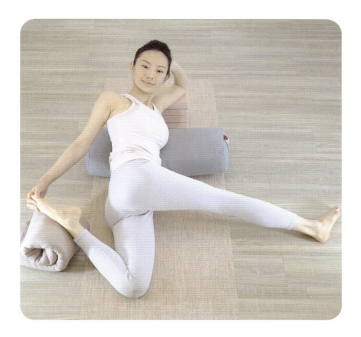

可用不同的方式进入猫拉尾式。坐于地面，将身体向左侧倾，可用辅具支撑在左侧腰及左手肘下方，左手掌撑托头部，将右腿向左延伸打直，感受右腿外侧及后侧加深伸展。再将下方左膝盖弯曲，右手向后抓住左脚掌，慢慢将右胸、右肩向后转开，右手将左脚掌往远离臀部方向牵引，加深左腿前侧及身体正面舒展。随着上半身扭转加深，胸口会逐渐朝向天空。

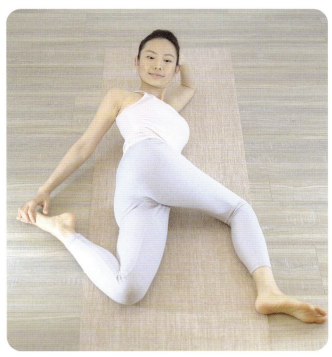

逐步加深动作，可将左侧身及手肘下方的支撑降低，并且将打直的右腿膝盖弯曲向下贴地，右肩向后、向下沉，再将左脚掌往后拉远，都能探索更深层的扭转角度。

33

雨刷扭转式

扭转 • 开髋 • 开肩

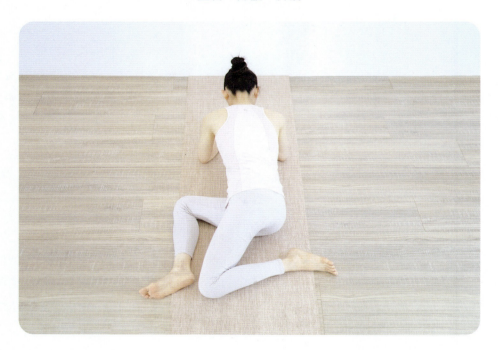

动作功效

从坐姿开始，让脊椎的两端保有调整空间的状态下，探索全身整体深层扭转角度。

经络路线按摩

十二经络：行经胸、腹、盆腔各脏腑与头颈肩区域。扭转体式主要能舒展行经身体侧面的胆经。

进入动作

先进入两脚分开的坐姿雨刷式：坐于地面，双脚踩地，脚掌之间距离约相当于小腿的长度，双手支撑于臀部后方地面，接着让双腿膝盖倒向右侧贴地，再将整个上半身也转向右后方，双手移到右侧地面支撑。每次吸气时感受脊椎延伸，吐气时慢慢将右小臂及左小臂贴地，开始加深扭转。若手臂初步贴地时感觉扭转过深，可将整个上半身往左侧移动以减少扭转深度。若感觉还有空间，就顺着呼吸，让双手带着上半身慢慢向右侧移动，逐步加深扭转。

建议停留时间：两侧各停留3～5分钟。在两侧轮流进行的扭转体式中，若感受到明显差异，感觉某侧空间需要加强照料，可根据内在平衡感受，适当增加单侧动作停留时间或重复单侧练习，创建整体张力平衡的空间。

离开动作

离开动作时，慢慢往反方向倒退出体式，将上半身向左侧移动解除扭转时，双手撑起身体离开地面转回前方，双脚掌踩回地面，恢复到起始坐姿。可做几回流动版本的坐姿雨刷式，以及反向平衡动作后，再换边练习。

反向平衡动作

对扭转动作来说最好的反向平衡就是另一边的扭转。

牛猫式及老虎式，前后方向的动作能平衡左右扭转的空间。

下犬式及三脚狗能好好舒展并观察全身。

注意事项

逐步加深扭转的过程，身体会像扭毛巾一样慢慢"扭紧"，深层按摩内脏器官的同时，注意呼吸状态，切勿停留在局部感觉过深的角度当中。若有呼吸急促或憋气情形，可将扭转"松开"一些，仔细观察并略微调整脊柱平均扭转的空间。最后加入颈椎、头部扭转时，一定要放慢速度，确认没有过度挤压或拉扯颈椎。可保持手臂的支撑力量随时调整。

孕期要避免深度扭转，雨刷扭转式中，下腹部多少都会受到挤压，可利用辅具支撑胸口及头部，以温和舒展胸腔、肩膀的版本为主。

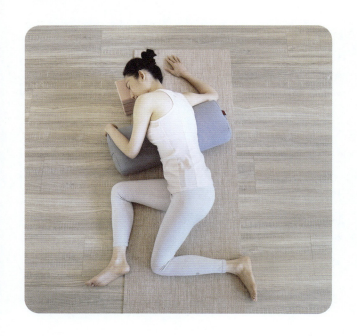

若感觉小臂直接贴地的版本扭转太深，除了将身体向左边带回一些空间之外，可以将瑜伽枕横放在胸口下方，右手臂形成仙人掌状，在枕上方贴地，右侧脸颊贴放在瑜伽砖上，左手放在胸前的枕上放松，保持脊柱中立延伸，感受右胸及肩膀前侧舒展以及温和的扭转空间。加深此版本动作时，可将骨盆以上的躯干及辅具慢慢一起向右侧移动，就能加深扭转。

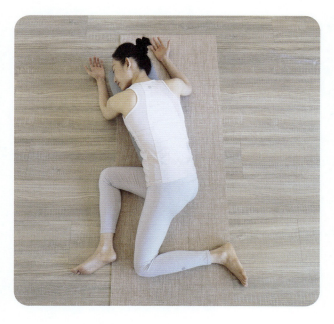

也可用枕支撑整个上半身，双手臂在枕的两侧贴地，让整个腹部、胸口及右侧脸颊都放松地贴在枕上，减少手臂的支撑力，慢慢加深扭转，可将整个上半身及辅具逐渐带向右侧。

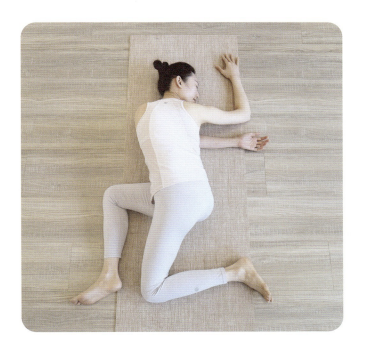

除了上半身向右移动能加深扭转外，还可将胸口进一步向下趴近地面。观察整体扭转空间变化，若能保持顺畅呼吸，可再将整条左手臂向右延伸，横贴在胸前，进入左侧肩胛骨及手臂外侧伸展的单手蜻蜓式，确认两侧肩膀远离耳朵不耸肩。最后可让下巴靠近右肩，将头向右转，左侧脸颊贴地放松，引导颈椎及头部进入整体顺向扭转的空间里。

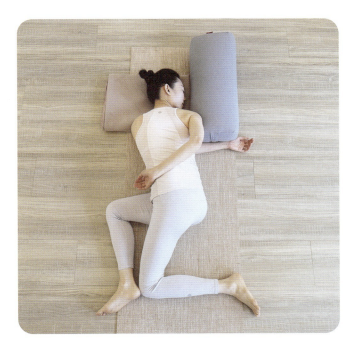

若感觉还有加深动作的空间，可将右肩轻柔向后旋开，右手背在背后，左肩持续放松下沉，右肩稍微向上提起，或在右肩下方用辅具支撑，能加深整体肩胸扭转空间。

34

大猫式

扭转 • 开肩 • 前弯

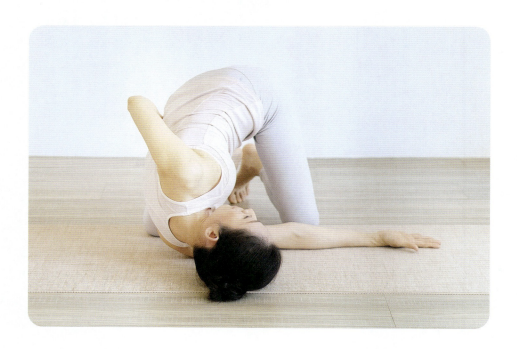

动作功效

在圆背前弯的角度中加入扭转，能加强上背、肩颈及手臂外侧的伸展空间，头部低于心脏的倒反体式，有深层按摩内脏及安定心神的效果。

经络路线按摩

十二经络：行经胸、腹、盆腔各脏腑与头颈肩区域。扭转体式主要能舒展行经身体侧面的胆经，并加强行经上背肩胛骨的小肠经及三焦经的按摩。

进入动作

从双手、双膝着地开始，左手掌先贴稳地面，吸气时轻柔拉长脊椎，吐气时将右手臂横着沿地面从左手后方穿过，同时降低上半身高度，让整个右肩及右手臂外侧贴地，肩膀保持远离耳朵，下巴微收向胸口，颈部后侧拉长，再让下巴顺着左肩方向转，头向上看，最后让右耳后方或接近后脑勺的位置贴地，确认整条脊椎顺向平均扭转，没有过度拉扯或挤压。左手可在地面辅助支撑，调整右手臂、肩膀及头部贴地的位置至稳定得宜，最后可将左肩向后转开，左手背在背后，左手掌往右大腿的前侧或内侧接近，加深整体扭转空间。

建议停留时间：两侧各停留3~5分钟。在两侧轮流进行的扭转体式中，若感受到明显差异，感觉某侧动作需要加强照料，可以根据内在平衡感受，适当增加单侧动作停留时间或重复单侧练习，创建整体张力平衡的空间。

离开动作

离开动作时，先将左手掌回到脸部前方来推地支撑，慢慢将头及右手抬起，逐渐解除扭转回到双手、双膝着地，可在婴儿式或静坐中感受身心状态，接着自由活动肢体释放压力，或进行反向平衡动作。

反向平衡动作

牛猫式的牛式后弯能平衡大猫式中圆背前弯的角度，也可停留在猫式拱背中，感受两侧上背在体式按摩前后的差异。

坐姿开胸式，肩胛骨收拢靠近的开胸后弯能平衡大猫式中肩胛骨互相远离的圆背前弯。

注意事项

在大猫式扭转中，有部分身体重量会交给贴在地面的手臂、肩膀及后脑勺支撑，而每个人身体各部位长度比例不同，脊椎状态等也不同，可根据自身情况选择双腿不同的摆放角度，来调整上半身向下扭转时需要的空间。例如身材比例为大腿较长、上半身较短者，难以将肩膀、手臂向前贴放地面，可在双手、双膝着地时，将臀部稍微向后接近脚跟，降低骨盆离地的高度；或是用毛毯垫高，让肩膀、手臂能稳定贴放在毛毯上，保持稳定呼吸，还可维持左手在地面上的支撑，仔细调整身体各部位进入舒适均匀的扭转角度中。

孕期要避免腰腹部区域的深度扭转，但大猫式主要加强部位在上背肩颈，脚可以离身体更远一些，让出空间给腹部。需注意头部低于心脏时，整体呼吸以及头颈区域的压力感受，让动作停留在能顺畅呼吸的范围，并根据整体状态，弹性调整动作停留的时间。

变化动作及辅具使用

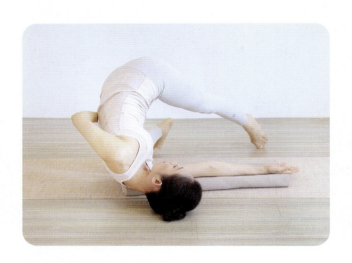

若右肩贴地的部位压在地板上觉得疼痛，可将毛毯垫在右肩及手臂下方。从大猫式动作延伸：感觉扭转能再加深时，可将左腿向（自身的）左后方伸直，让左侧骨盆略为提高，能有更多空间调整脊椎整体扭转角度。肩膀保持远离耳朵，下巴微收向胸口，感受颈部顺向扭转空间，并且让左胸也向天空方向慢慢翻转开来。

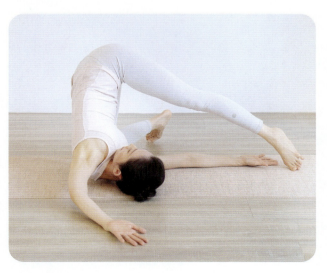

随着呼吸，仔细探索更深层的扭转空间：可将左脚跟离地跐起脚尖，并往前方移动，辅助左边骨盆抬起更多，并同时调整整体扭转角度。左手臂可向上延伸贴地，辅助整个胸口及脸部能向上翻转，逐渐加大右上背贴地的面积，并持续注意肩颈周边的感受。

35

坐姿扭转头碰膝式

侧弯 • 扭转 • 开髋

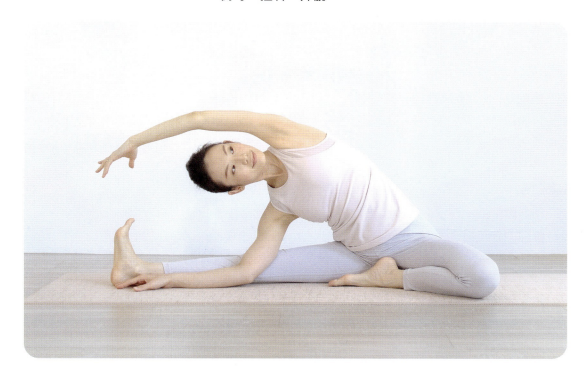

动作功效

在半蜻蜓式的开髋坐姿中，带入侧弯与扭转，达到全身性的按摩、舒展，特别加强腿部内侧、后侧与体侧、颈侧的伸展空间。

经络路线按摩

除了各种半蜻蜓式坐姿中已活络之经络路线外，侧弯及扭转牵动全身，能有效按摩十二条经络循经的路线。

进入动作

从半蜻蜓式摆正骨盆的预备坐姿开始，吸气时双手向上延伸，拉长脊椎，吐气时慢慢进入侧弯，将上半身向右腿倾斜，右手扶在地面上进行支撑，感受身体右侧收缩、左侧延展。在随着呼吸逐渐加深侧弯的过程中，开始探索扭转空间，逐一将腰椎、胸椎、颈椎轻轻向左扭转。或是从半蜻蜓式预备坐姿中，先进入向左的扭转，然后再慢慢进入侧弯空间，将身体右侧缩短、左侧拉长。注意动作是否因为进入的顺序不同（先侧弯再扭转，或先扭转再侧弯）而有空间或感受上的差异。

加深动作时，右手臂可轻推右腿内侧，辅助左胸能往天空翻转，注意保持右肩向前、左肩向后，维持扭转，伸向天空的左手臂可向右脚掌方向延伸，加深整体侧弯空间。

建议停留时间：停留3～5分钟。在两侧轮流进行的扭转体式中，若感受到明显差异，感觉某侧动作需要加强照料，可根据内在平衡感受，适当增加单侧动作停留时间或重复单侧练习，创建整体张力平衡的空间。

离开动作

离开动作时，启动腹部内收及手推地的力量，慢慢将上半身回正，退出扭转及侧弯，并将双腿收回，轻松散盘，静坐观察，或根据身体直觉自由移动、释放压力，然后再接着做反向平衡动作。

反向平衡动作

下犬式及三脚狗能舒展全身，感受动作前后左右两侧的差异。

牛猫式及老虎式，前后方向的动作能平衡左右扭转的空间。

注意事项

在各种半蜻蜓式的预备坐姿中，若因髋部、腿部紧绷，感觉骨盆容易后倾、脊椎难以向上延伸，可用辅具支撑臀部及腿部，辅助骨盆摆正，然后再进入侧弯及扭转。

孕期及生理期，都可通过本式舒展下肢及体侧空间，并利用辅具帮忙，循序渐进地加深按摩，注意不过度挤压右边腰侧空间，主要加强左侧胸腔、肋骨伸展。

变化动作及辅具使用

▨ 半蜻蜓半蝴蝶式预备坐姿 + 侧弯及扭转

在预备坐姿中，若骨盆无法摆正，或两侧坐骨无法平均贴地坐稳，可将毛毯垫在臀部下方，或在弯曲的左腿（半蝴蝶式）下方及伸直的右膝（半蜻蜓式）下方，用辅具支撑，调整两侧坐骨至能平稳坐在地面，骨盆摆正不后倾。脊椎能顺着呼吸向上拉长时，再慢慢进入侧弯及扭转的探索，可用辅具支撑右手及身体右侧。左手可挂在头上方，让肩颈区域能够更放松地停留。

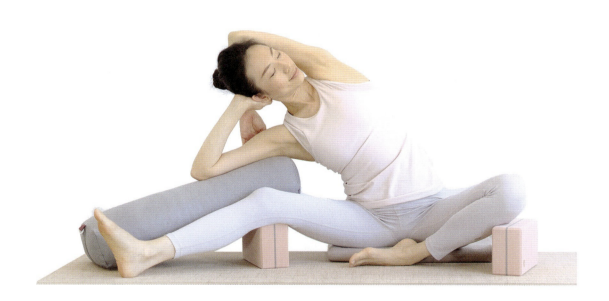

将支撑辅具慢慢降低，逐渐加深各部位的按摩力度，左手也可辅助撑托头部。

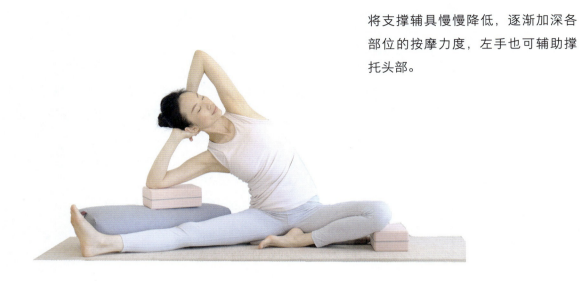

◎ 半蜻蜓半马鞍式预备坐姿 + 侧弯及扭转

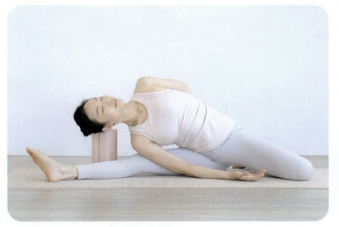

慢慢贴近动作边界，可用高度适当的辅具支撑头部，让右手臂放松垂放，左手可以轻松地背在背后，感受左侧颈部进一步舒展。

◎ 半蜻蜓半蹲坐式预备坐姿 + 侧弯及扭转

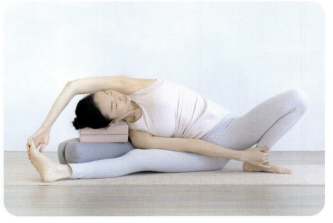

加深侧弯及扭转时，右肩贴近右大腿内侧，下巴顺着左肩慢慢将头向左转，左胸也向天空翻转，将后脑勺靠在辅具上放松。左手可以越过头顶抓右脚掌，右手可以抓左脚踝，慢慢深入探索动作边界。

36

肩胸开展扭转式

开胸 · 开肩 · 扭转

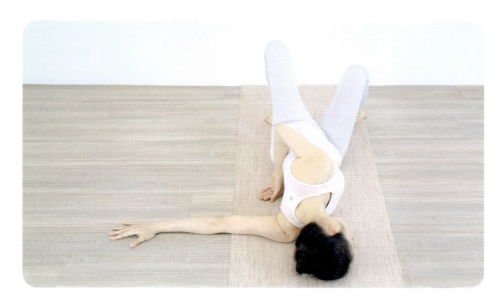

动作功效

在放松的趴姿中，从胸口及肩膀前侧伸展开始，逐渐进入整个脊椎及髋部的扭转空间。本式中两边肩胛骨互相靠近内收的角度，与手蜻蜓式肩胛骨左右分开的外展角度，刚好是反向平衡的按摩方向，能良好舒展肩胛带与胸腔周边空间。

经络路线按摩

十二经络：行经胸、腹、盆腔各脏腑与头颈肩区域。扭转体式主要能舒展行经身体侧面的胆经。

进入动作

从趴在地面上开始，右手臂向右伸直，掌心贴地，约与肩同高，下巴收向胸口，脸先朝向地面，两边肩膀放松、远离耳朵。吸气时感受整个脊柱延伸，吐气时用左手在胸口侧边推地，慢慢将左肩、左胸推起离地，让整条右手臂内侧、肩膀前侧及身体右侧贴地侧躺，整个头部及胸口开始往左翻转。感受右胸及肩膀前侧伸展能再加深时，将左腿膝盖弯曲，脚掌向后踩地，加深扭转，再将右脚踩地，腹部转向上，扭转进一步深入。注意保持头颈顺向延伸角度，最后左肩也向后转开，左手臂背在背后放松。

建议停留时间：停留3~5分钟。在本式停留观察时，特别能体会到惯用手及非惯用手之间伸展感受的明显差异。可根据内在平衡感受，适当增加单侧动作停留时间或重复单侧练习，创建左右手更均衡的空间。

离开动作

离开动作时，先将左手回到胸前地面进行支撑，再将双腿逐一伸直，慢慢解除扭转，将身体转回地面，并将伸直的右手收回后，轻柔向前、向后转动两边肩膀，释放压力并且感受两侧的差异。

反向平衡动作

侧卧婴儿式的温和前弯能平衡本式开胸、开肩的后弯角度。

动物放松式，脊椎中立延伸能释放深度扭转后脊柱间的压力。

注意事项

加深扭转时，应特别注意肩膀周围及手臂的感觉，避免过度拉扯或压迫肩颈区域的神经和血管。若有刺痛或麻木感，或长时间停留时逐渐出现一些不适的感受，选择倒退出一些动作加深的角度，减轻按摩力度，消除不适感，反而是觉察力的延伸，能更进一步理解身体真实的状态及需要。

孕期可通过本式舒服地伸展胸腔及肩膀，唯一需要注意的是进入动作时直接跳过腹部贴地的趴姿，从面向左边、右臀右腿外侧贴地的侧坐姿势开始，左手扶在地面，将右手向右延伸打直，同时将上身降低，慢慢让右肩前侧及右侧身体贴地，并用瑜伽砖当枕头支撑右侧脸，让头颈保持顺位空间，再慢慢调整加深动作。

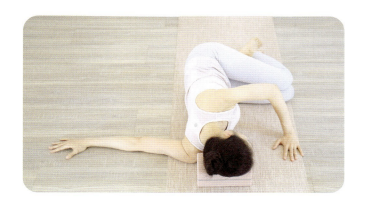

先从专注感受肩胸区域伸展开始，双腿膝盖弯向胸前保持侧躺，左手在胸前推地，慢慢加大左胸、左肩抬起离地的幅度，慢慢加深扭转。

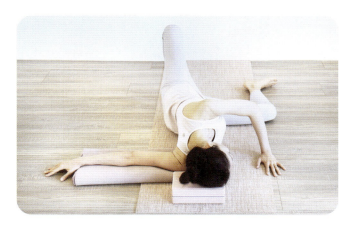

若右肩前侧贴地部分感觉压迫不适，可将毛毯垫在右肩及手臂下方。在上图动作基础上延伸，将左脚掌向后踩地，腹部转向天空方向。

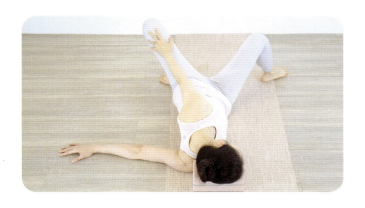

再将右脚掌也踩在地面，让整个腹部转向天空，左手可以轻推左膝向外延伸，加深整体扭转空间。

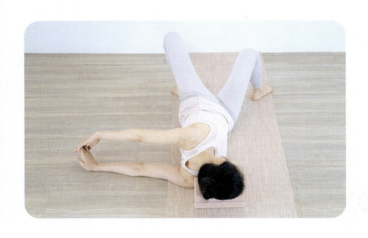

左手也可以带到背后抓右手，让左胸、左肩前侧一起加深伸展。

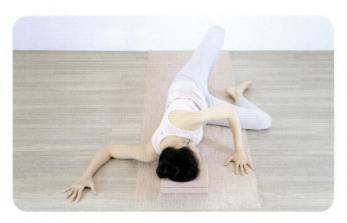

除了将手臂伸直，还可在预备趴姿时做向上仙人掌的变化：弯曲手肘呈约九十度角，手肘与肩同高，掌心贴地。

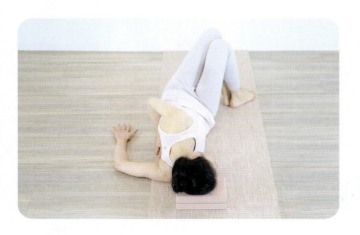

也可以做向下仙人掌：弯曲手肘、小臂向下，手背贴地。仙人掌变化式能加强肩关节不同方向的按摩舒展。

37

中立的扭转

扭转

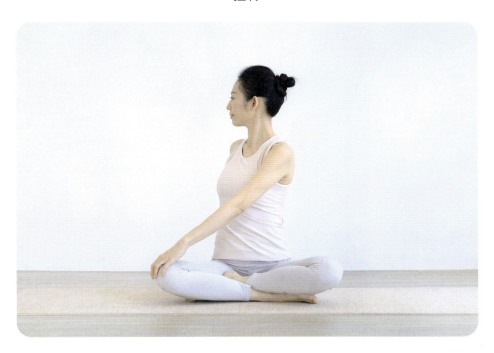

动作功效

可在各种摆正骨盆的预备坐姿中，或脊柱能保有中立延伸空间的阴瑜伽体式中进行扭转，能均匀活动脊椎当中为数众多的小面关节（椎骨关节突关节）及椎间盘，并深层按摩内脏器官，有助消化及排气，并有放松神经系统的功效。

经络路线按摩

除了原本在预备坐姿或体式中已活络之路线外，扭转动作牵涉全身整体，除了特别加强舒展行经身体侧面的胆经，同时还深度按摩十二经络行经胸、腹、盆腔各脏腑与头颈肩区域。

进入动作

在各种预备坐姿中，确实将骨盆稳定摆正，或从脊柱能保持自然延伸曲线的阴瑜伽体式开始，感受每次吸气的能量能创造身体中轴线拉长的空间，每次吐气时运用腹部、脊椎周边及手的辅助力量，由下往上逐一让腰椎、胸椎、颈椎、头部向右扭转，可让左手搭在右膝上，右手在背后推地支撑，在每个专注的呼吸节奏中，慢慢贴近整体深层扭转的边界。

建议停留时间：两侧各停留3~5分钟。在两侧轮流进行的扭转体式中，若感受到明显差异，感觉某侧动作需要加强照料，可根据内在平衡感受，适当增加单侧动作停留时间或重复单侧练习，创建整体张力平衡的空间。

离开动作

离开动作时，从反向解除扭转，双手松开后，由上往下让头部、颈椎、胸椎、腰椎慢慢解开扭转回正，逐步释放压力。

反向平衡动作

对扭转动作来说，最好的反向平衡就是另一边的扭转。

牛猫式能温和按摩及平衡脊柱周边空间。

注意事项

解除扭转回到预备坐姿后，可直接进入原定体式的练习（如半蝴蝶式预备坐姿+左/右扭转动作解除扭转后，可进入半蝴蝶式前弯），或换边扭转平衡。练习利用呼吸带动并以适当力量加深扭转，吸气时保持腹部内收力量，稳定骨盆，让胸腔膨胀，脊椎拉长提升；吐气时利用自然收缩的空间与双手支撑或推拉的力量，慢慢深入均匀扭转。

孕期若无特殊情况，能在脊椎呈中立延伸的状态中温和扭转，舒服地伸展胸腔及腰侧空间。

变化动作及辅具使用

▨ 蝴蝶式预备坐姿 + 扭转

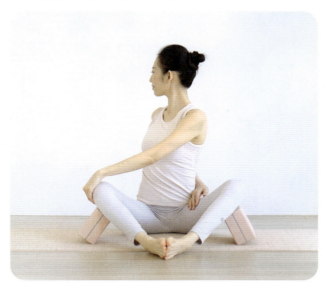

左手可轻拉右腿外侧以加深扭转，右肩向后转开，右手背在背后，尽量往左大腿内侧方向延伸。记得换边扭转平衡。

▨ 半蝴蝶式预备坐姿 + 左/右扭转

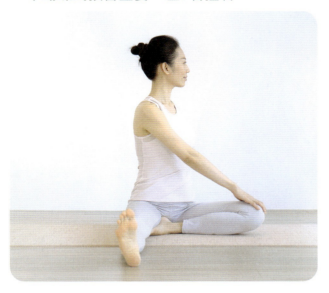

不对称的腿部姿势，上半身进行向右或向左的扭转时，会有不同的效果及空间感。

▨ 蜻蜓式预备坐姿 + 扭转

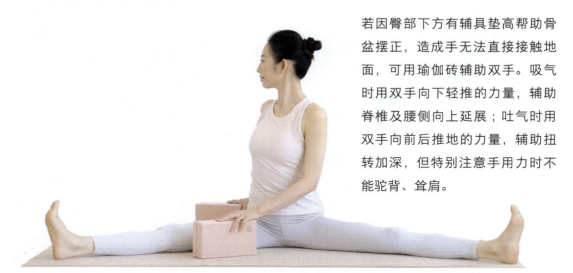

若因臀部下方有辅具垫高帮助骨盆摆正，造成手无法直接接触地面，可用瑜伽砖辅助双手。吸气时用双手向下轻推的力量，辅助脊椎及腰侧向上延展；吐气时用双手向前后推地的力量，辅助扭转加深，但特别注意手用力时不能驼背、耸肩。

▨ 婴儿式预备坐姿 + 扭转

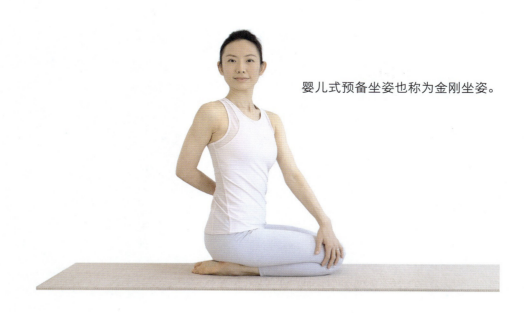

婴儿式预备坐姿也称为金刚坐姿。

◎ 马鞍式预备坐姿 + 扭转

在中立的坐姿扭转中，可带入单手蜻蜓式的手臂伸展。例如向左扭转时，可将右手臂伸直与肩同高，随着扭转方向延伸，再用左小臂勾住打直的右手臂，辅助右手臂贴近胸前，随着扭转加深，慢慢将右手臂向左后方延伸，加强右臂外侧及右侧肩胛周围伸展。

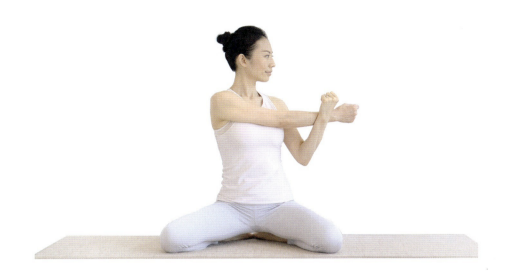

◎ 睡天鹅式 + 朝前脚方向扭转

在右脚在前的睡天鹅式中，摆正骨盆不歪斜，运用呼吸保持脊椎延伸，再慢慢将腰椎→胸椎→颈椎及头部向右扭转，左手臂向前方平行延伸，右肩向后转、右手背在背后，并将瑜伽砖枕在左侧脸下，辅助颈椎与头部保持在整体顺向的延伸空间中扭转。

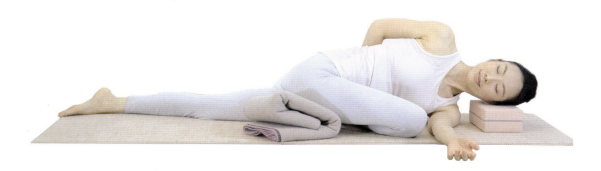

低飞龙式 + 朝前脚方向扭转

在右脚在前的低飞龙式中，将重
心交给左手支撑，右手扶在右膝
上。吸气时延伸脊椎，吐气时慢
慢将腰椎→胸椎→颈椎及头部向
右扭转，可将瑜伽砖枕在左侧脸
下，辅助颈椎与头部保持在整体
顺向的延伸空间中扭转，也能减
轻左手臂支撑力度。

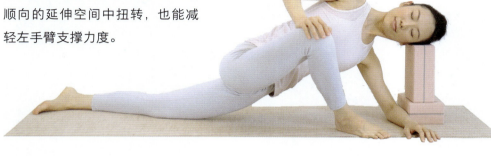

或是用辅具在身体左侧及左手肘下
方支撑，左手掌撑住头部，保持在
顺向扭转的角度里，上半身进一步
往右转开。也可将左膝弯曲，用右
手辅助左脚掌慢慢接近臀部，同时
加深左腿前侧伸展。

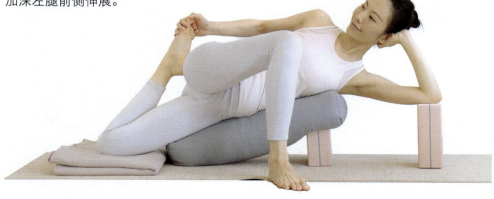

◈ 半蜻蜓式预备坐姿 + 左/右扭转

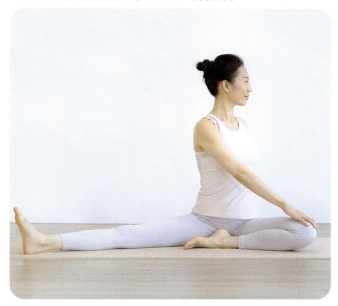

◈ 鞋带式预备坐姿 + 左/右扭转

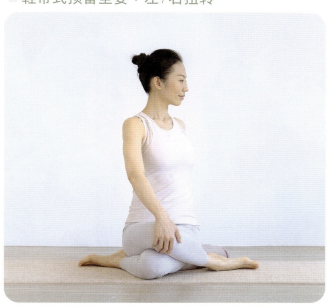

◈ 半鞋带式预备坐姿 + 左/右扭转

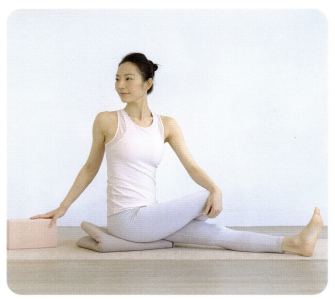

◈ 半英雄式预备坐姿 + 左/右扭转

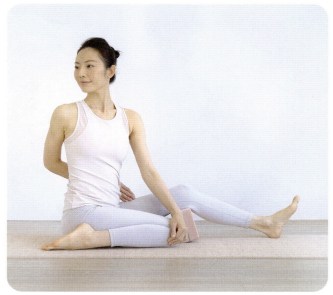

◈ 毛毛虫式预备坐姿 + 扭转

◈ 方块式预备坐姿 + 左/右扭转

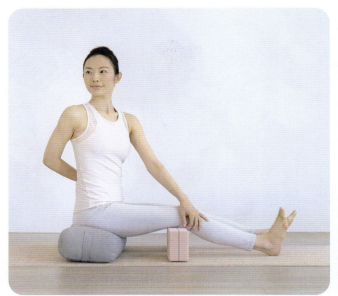
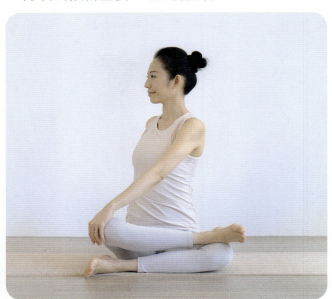

切记，任何加深动作或变化的指引，不是一定要去做到的目标！

每个体式给予身体的好处，是将觉察力深入其中，专注调整平衡，并非体式外在所呈现的形状。

上肢阴瑜伽

前面介绍的阴瑜伽体式多为针对脊椎、髋部及双腿的按摩，其实肩颈、手臂的练习也同样重要。若上肢空间僵硬紧绷的话，不但直接影响重要的胸腔的呼吸弹性，作为人体中枢的头部区域的能量循环以及各种信息传导也会因此受阻，所以保持上肢空间的平衡也是身体整体张力能够均衡的重要环节。

38 颈部舒展

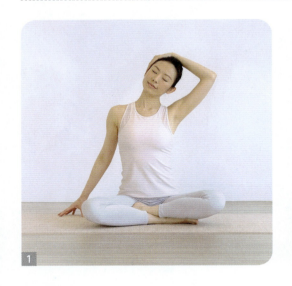

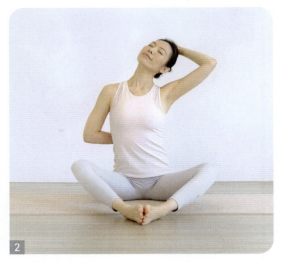

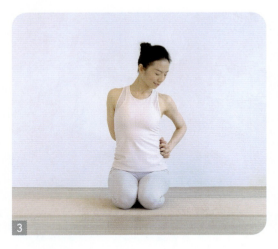

在任何能摆正骨盆的预备坐姿中，将右手指尖点地，左手掌放在头上方，保持两边肩膀放松不耸肩。吸气时向上延伸脊椎，吐气时慢慢将左耳靠近左肩，开始加深右侧颈部舒展，感受头部及左手臂的重量，向左侧放松下沉，加深按摩（图1）。

变化形式：可将右手轻松背在背后，并加深伸展的探索范围，慢慢将下巴向上扬，像抬头的动作，能加强右侧颈部前方伸展（图2）。或是将下巴轻轻收向胸口，低头，鼻尖靠近左腋下，能加强右侧颈部后方伸展。手部的变化：可将十指互扣握拳，拳头尽量靠近左侧腰（图3）。注意换边练习。

39 老鹰手

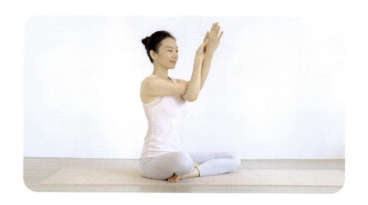

在任何摆正骨盆的预备坐姿中，将双手肘在胸前弯曲，并将右手肘跨越到左手肘上方，左手掌可缠绕到右手腕前侧，掌心互对即为老鹰手。加深动作：可将双手肘慢慢向上，将指尖向前往远离脸的方向延伸，能加深肩胛骨周边及手臂外侧舒展。

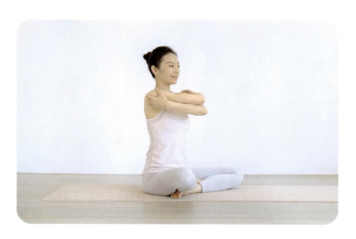

若手肘无法上下相扣，可将手臂右上左下摆放，手掌互抱对侧肩膀，肩保持放松、远离耳朵。将手肘向上提或是手掌将对侧肩胛骨轻轻向前拉，能加深肩胛左右分开外展的角度。

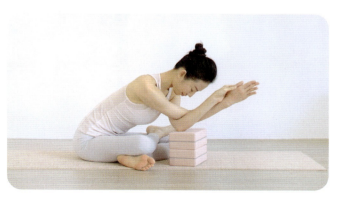

也可带着老鹰手进入各种前弯体式，动作贴近边界时，可将高度适当的辅具垫在手肘下方，让上身能向前、向下放松，并通过降低辅具加深动作。注意换边练习。

40 牛面手

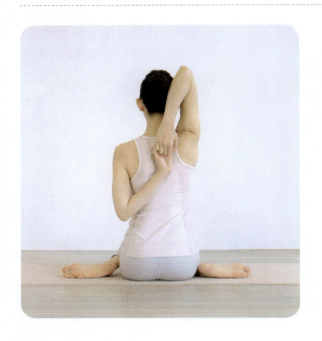

在任何摆正骨盆的预备坐姿中，将右手臂向上伸直，高举过头，再弯曲右手肘，让右手掌向下触摸背部；接着将左手向下向后延伸并弯曲手肘，让左手背向上接近肩胛骨之间，尽量让双手在背后互握进入牛面手。

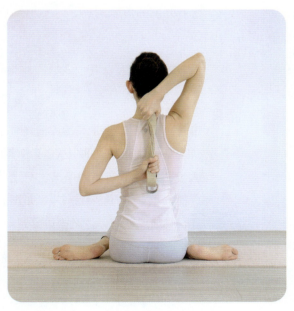

若双手无法在背后直接互握，可用瑜伽绳或毛巾辅助串联双手。随着吸气自然向上延伸脊椎，随着吐气放松肩膀、远离耳朵，避免高低肩或耸肩驼背。随着呼吸，慢慢加深动作，可缩短绳子在双手间的距离，或将双手握得更紧。

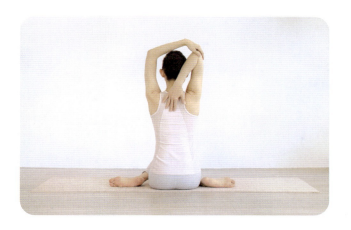

若肩关节较紧绷，也可双手分开来练习。用左手抓着上方牛面手的手肘，引导右手肘向上向后并带向左侧，让右手掌心能慢慢向下，探索深层伸展空间。

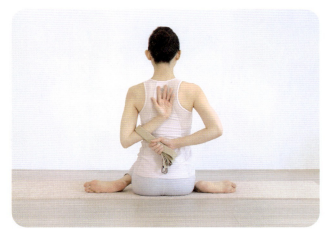

也可用右手抓住下方牛面手的手肘，或用瑜伽绳辅助，在舒适范围内将左手肘向右侧牵引，让左手手背能向上移动，加深左肩伸展。

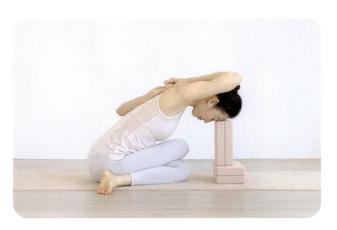

还可带着牛面手进入各种前弯体式，动作贴近边界时，可将高度适当的辅具垫在额头下方，通过呼吸、时间及身体（力量）的放松与（重量）下沉的辅助，以及降低辅具支撑，慢慢加深动作。注意换边练习。

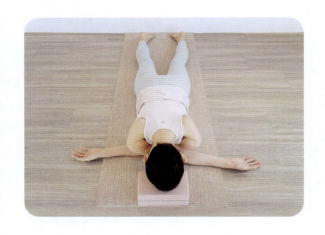

从趴姿开始，将双手在胸前交叉，右手在前、左手在后，并向左右平行伸直，掌心向上，保持两边肩膀同高不耸肩，将整个头及胸口向下放松，能舒展上臂外侧及肩胛骨间的空间。可脚趾踩地轻推整个身体向前，让额头贴地，若额头无法贴地，可将瑜伽砖垫在额头下方支撑头部。

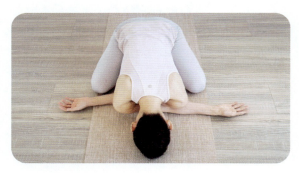

也可以从马鞍式的预备坐姿进入本式，注意换边平衡练习，换左手臂在前、右手在后。

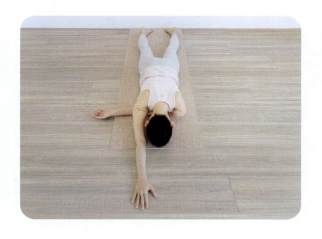

或是做单手蜻蜓式，将左手臂向右伸直横贴胸前，胸口越放松下沉，左手臂外侧及肩胛周边伸展就越深入；右手臂可向后放松在身体侧边，或向前延伸打直。注意换边练习。

42 反向祈祷手

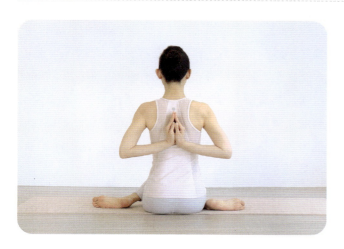

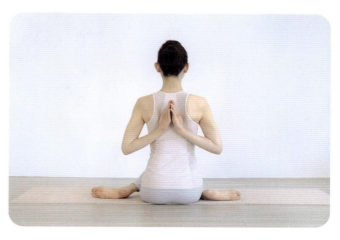

在任何前弯动作的预备坐姿中带入本式，能加深手腕及肩膀伸展。先摆正骨盆，然后将双手带到背后，掌心互对合掌，并尽量往上背移动，保持抬头挺胸不耸肩，手腕及肩膀的伸展在舒适范围内。

双手在背后合掌时，若手腕感受过于强烈，可换成手背贴手背的方式，让手腕伸展的强度减轻。

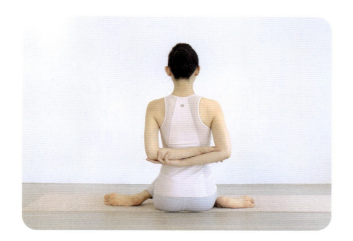

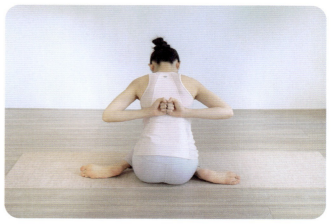

若手腕正处于发炎或疼痛不适的状态，可互抱手臂。

也可以改为双手握拳互推的替代式，接着再进入前弯动作，在不影响手腕的情况下，加深肩膀前侧伸展。

43 肩翅伸展

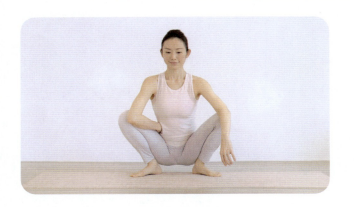

在稳定的蹲坐式中加上本式，上身略为向左倾斜，弯曲右手肘，将右手手背贴放在右侧腰，右手肘卡到右大腿内侧，开始感受右侧肩关节外侧舒展，肩膀保持放松远离耳朵。若感觉太深，可维持上身略为左倾；若能加深伸展，可将身体慢慢回正，并借助右腿内收的力量，将右手肘逐渐向内（往左）移动加深伸展。注意换边练习。

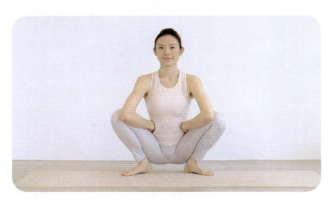

也可以两边肩膀一起伸展，但应根据两边肩膀不同的伸展感受微调动作。惯用手的感受可能会特别明显，双手肘能内收进来的幅度可能会有明显差异，因此双腿帮助将手肘内收的力量会有所不同，此时能好好观察两边肩关节的空间状态。

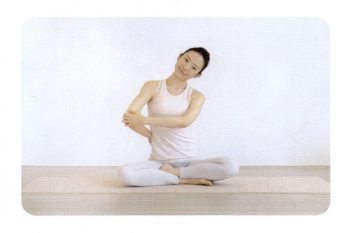

还可以在任何能摆正骨盆的预备坐姿中，弯曲右手肘，将右手手背贴放在右侧腰，再用左手掌握住右手肘，借助左手的力量，慢慢引导右手肘内收加深伸展。变化式为将左耳逐渐靠近左肩，能一同加深右侧颈部舒展空间。注意换边练习。

44 肩胸开展

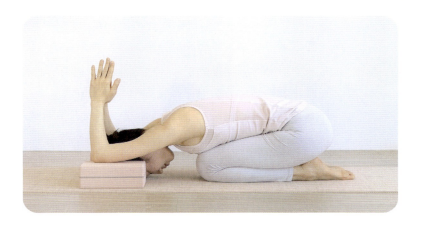

借助两块不同高度瑜伽砖的辅助，在腰椎、颈椎较无压力的空间中，慢慢进入脊椎、胸廓及肩膀深层舒展的角度。从婴儿式开始，在头部两边先放好瑜伽砖（第 1 阶段高度），将双手肘放在瑜伽砖上，手肘约与肩同宽，双手合掌并垂直于地面，肩膀放松远离耳朵，腹部和胸口贴放在大腿上，额头轻贴地面，感受肩胸区域的初步伸展。

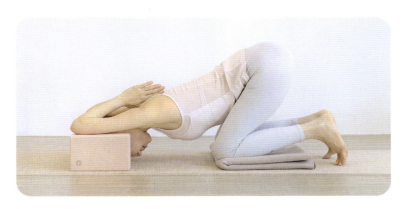

若觉得肩关节伸展能再加深，可将瑜伽砖换成第 2 阶段高度，让手肘弯曲更多，手掌接触上背。若感觉脊椎后弯幅度也能加深，可慢慢将两个膝盖向后移动，逐渐将骨盆提高，加深身体正面伸展以及背部的收缩按摩，有类似于融心式的后弯效果。若膝盖跪地感到不适，可将毛毯垫在膝盖下方保护。

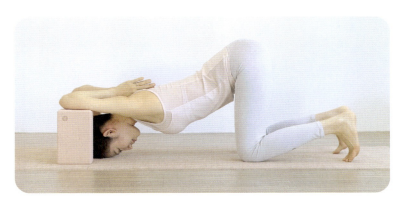

确认有空间加深肩部伸展时，可将瑜伽砖换成第 3 阶段高度，再将膝盖向后移到臀部下方，加深后弯空间。

45 手掌指伸展

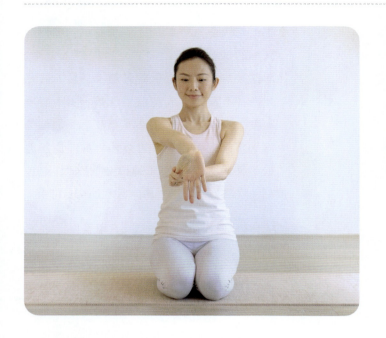

日常生活或工作中，手部是使用频率特别高的部分。可以通过手掌、手指伸展以及手掌、手腕伸展，让双手得到深层按摩。

在任何能摆正骨盆的舒服坐姿中，将右手臂向前伸直，掌心朝前，指尖朝下，接着用左手帮助右手伸展，先用左手轻拉右手大拇指向后，停留 3 ~ 5 个呼吸，仔细感受从大拇指一路延伸到掌心及小臂的伸展。

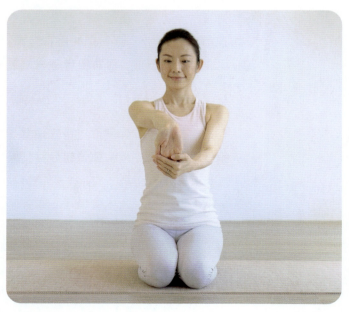

逐一拉伸每一根右手指后，将右手五指并拢，用整个左手掌轻拉右手所有手指向后，右手臂伸直，掌心往前轻推抵抗左手，加深整个右手掌心及小臂内侧的伸展空间。注意换边练习。

46 手掌腕伸展

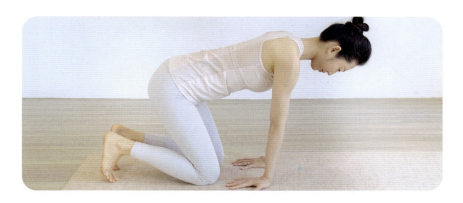

这是整个手掌、手腕及小臂的按摩伸展。

从跪姿开始，双手掌心贴地，将指尖反转朝向膝盖，手臂打直，掌心推地，开始加深手心及小臂内侧伸展。若感受太过强烈，可让指尖接近膝盖一些，能减缓手腕按摩的力道。

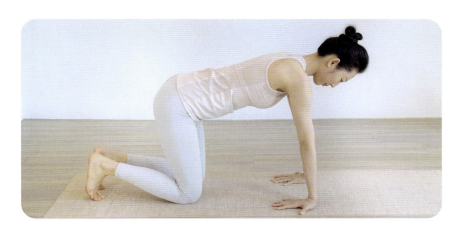

慢慢加深动作：可让手掌逐渐往前远离膝盖，或将臀部向后接近脚跟。注意放慢移动的速度，保持深缓呼吸，才有时间仔细感受双手的状态，动作可停留 2 ~ 3 分钟。

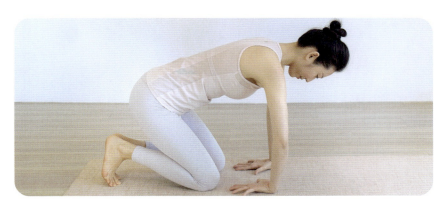

可接着进行反向手背及小臂外侧伸展：将手背贴地，指尖朝后并接近膝盖。手肘可以先弯曲，观察初步反向伸展感受，保持柔顺呼吸，感觉按摩能再加深时，可将手臂缓缓打直，臀部向后接近脚跟。

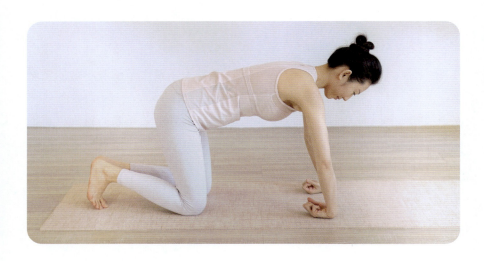

欲更近一步时可将手背向前移动或双手慢慢握拳，拳头握得越紧，舒展感受越深。

经络路线

上肢双手的六条经络：肺经、大肠经、心经、小肠经、心包经、三焦经行经肩膀、手臂、手掌、手指区域，以及胸、腹、盆腔各脏腑。

建议停留时间：肩膀手臂的伸展，因其组织的包覆不如下肢厚实，关节活动度本身较下肢更为灵活，动作也较容易贴近关节活动度的边界。利用阴瑜伽按摩上肢时，除了动作同样要保持觉察、缓慢进行外，2～3分钟的停留时间，通常就能感受到深层按摩的效果。在两侧轮流进行的动作中，若感受到明显差异，可适当增加单侧动作停留时间或重复单侧练习，创造整体张力平衡的空间。

反向平衡动作

跟随身体的直觉，伸伸懒腰，自由地活动舒展，轻松转动肩膀或甩甩手掌，释放压力并且感受空间。
下犬式能良好地舒展手掌、手臂以及肩膀空间。

足部阴瑜伽

足部也是神经和血管特别密集、穴道特别集中的区域，更是日常生活中使用频率特别高的部位。阴瑜伽的按摩、舒展能有效放松足部空间，并刺激身体末梢循环。

47 脚背与小腿前侧伸展

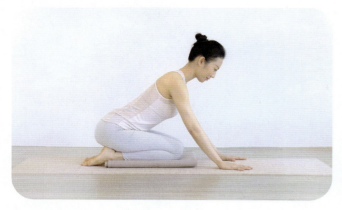

从双手、双膝着地开始，脚背贴地，接着将臀部慢慢坐向脚跟，加深脚背及脚踝前侧伸展。若不习惯跪坐或脚踝较为紧绷，可将毛毯垫在脚踝以上的小腿前侧空间。

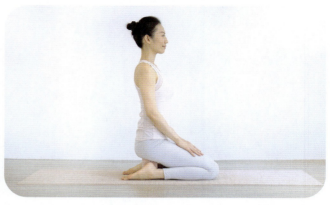

也可让上身垂直坐在脚跟上，将高度适当的瑜伽砖垫在臀部下方，调节伸展深度，之后再逐渐降低或移开瑜伽砖，循序渐进地加深动作。

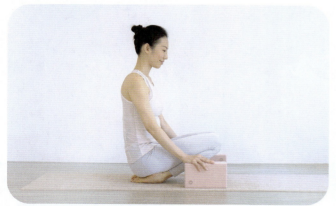

若感觉脚背、脚踝的伸展还有空间，可双手扶在瑜伽砖上，慢慢将膝盖向上提起，加深整个脚背至小腿前侧的舒展。

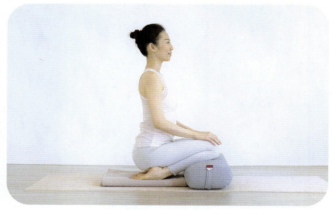

若脚背压在地面上感觉疼痛，可用毛毯保护，也可将瑜伽枕直接垫在膝盖下方，除了让双手更轻松之外，也可让上身略为往前或往后倾斜，借助上身重量往不同的方向施压，加强不同角度的按摩舒展。

48 脚趾与足底伸展

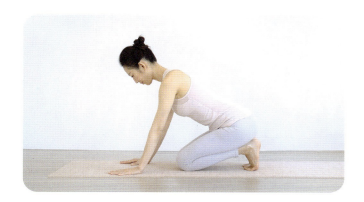

从双手、双膝着地开始，脚趾踩地面，接着让臀部向后接近脚跟，加强脚趾与足底的伸展。

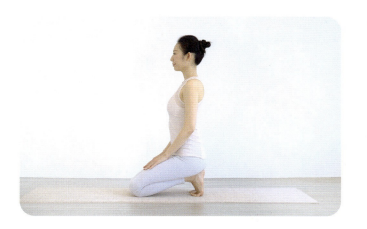

确认按摩能够加深时，将身体重心逐渐向后，进入高跪姿，借助上半身重量垂直向下或不同的重力方向加强按摩，仔细观察每个脚趾以及整个足底的感受。

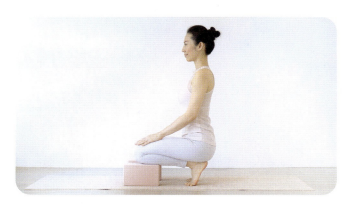

若感觉太过强烈，可尝试用辅具将双腿膝盖垫高，减小脚趾与足底的伸展角度，或直接在臀部下方垫上高过脚跟的瑜伽砖，让身体的重量落在瑜伽砖上而非脚跟上，调整按摩深度。加上长时间的停留，能深度刺激整个脚掌空间。

49 十趾互扣

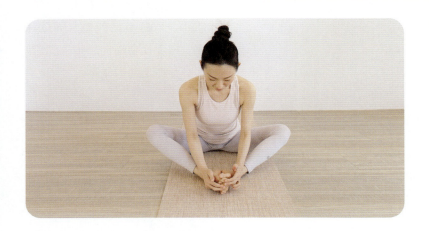

在蝴蝶式的预备坐姿中，做脚趾互扣的加强按摩。双手辅助，从小趾开始逐一交叉让每个脚趾互扣。

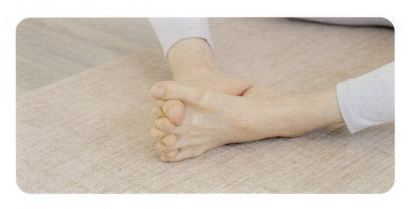

若有拇指外翻情形，扣到大拇指时感到特别疼，可以先不扣大拇指，将其他八个脚趾扣好即可，接着再进入蝴蝶式前弯。通过长时间的停留，能深度按摩脚趾关节以及整个脚掌空间。可换边互扣练习。

经络路线按摩

下肢的六条经络：肾经、肝经、脾经、胃经、胆经、膀胱经，行经每一个脚趾、脚掌、脚踝、小腿、大腿周边的立体空间。

建议停留时间：停留3～5分钟。

反向平衡动作

将双腿轻松向前伸直，自由转动脚踝，舒展脚趾，放松平衡，不妨试试用脚趾来做剪刀、石头、布。

进入下犬式，原地踩下脚掌或踮起脚尖后，向左向右旋转脚踝，释放压力，感受足部按摩后更轻盈的空间。

墙阴瑜伽

墙面如垂直延伸的大地一样，让我们能够真正放松、放下，感受墙面与地面的支持，更深入地探索内在空间，将觉知更细密地延展和扩张。

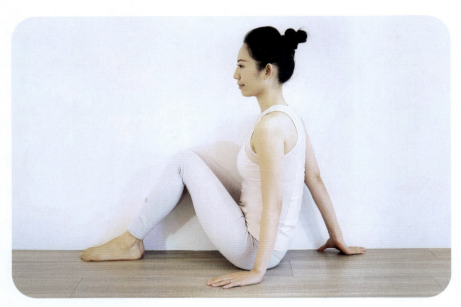

坐在地面，身体侧面靠近墙面。

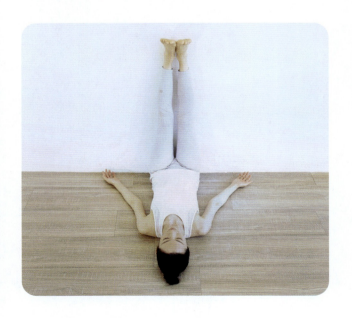

慢慢向后躺下的同时，将双脚靠墙向上伸直，背部放松贴地，臀部尽量贴近墙面，进入靠墙预备动作，此预备动作等同靠墙毛毛虫式。

51 靠墙毛毛虫式

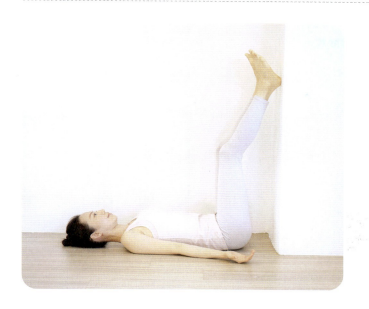

比坐姿毛毛虫式更温和的前弯角度，能让背部放松贴地，脊椎保持自然延伸空间，适合身体感觉特别紧绷、背部受伤或有椎间盘突出者，不适合脊椎前弯（屈）者。

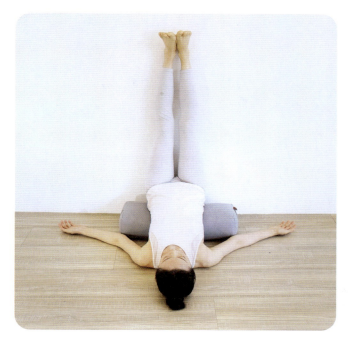

从靠墙预备动作进入，若双腿无法放松伸直，腿部后侧及背部需要空间，可微弯膝盖并让臀部稍微离开墙面，或是用毛毯或瑜伽枕将下背及臀部垫高，让双腿后侧温和伸展。双腿靠墙的半倒立动作能放松双腿后侧及背部空间，加强下肢气血循环，可停留 5 ~ 10 分钟。

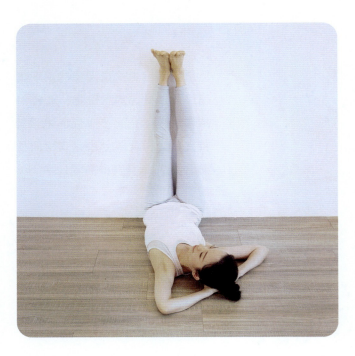

还可加入上半身的侧弯变化。

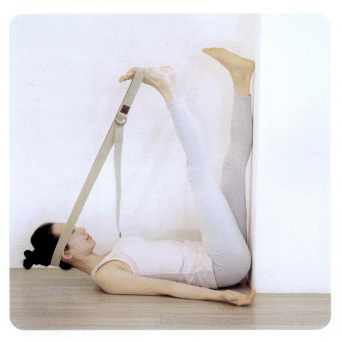

也可以轮流加强单腿伸展。保持左腿靠墙放松，骨盆摆正，双手抱在右大腿后侧，慢慢引导右腿接近上半身，加深右腿后侧伸展。或用瑜伽绳圈套住后脑勺及右脚底，让头颈稍微离地，头的重量枕在瑜伽绳上，放松肩颈空间。可逐渐将绳圈缩小，让右脚更贴近上半身，注意别让头部离地过高。注意换边练习。

52 靠墙悬垂式

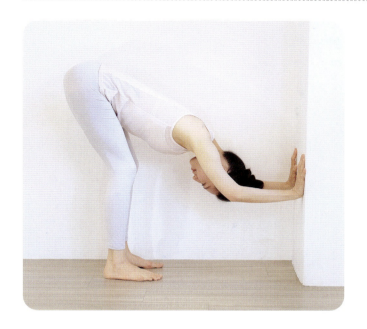

利用墙面及地面的双重支撑完成站姿悬垂式，更放松地探索前弯。面向墙壁，双手扶着墙面慢慢向下移动，从髋关节处引导上半身逐渐往下，再将头部及上半身放松下沉，进入悬垂式。

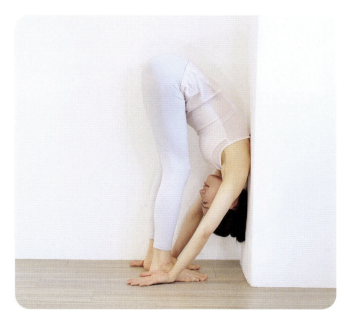

随着身体背侧空间放松舒展，上半身能往下降到更低时，可将双脚向前走，手扶地面，辅助整个后脑勺及上背部靠在墙上（此时腿部能更省力），让背部顺着墙面慢慢下滑，能加深前弯。

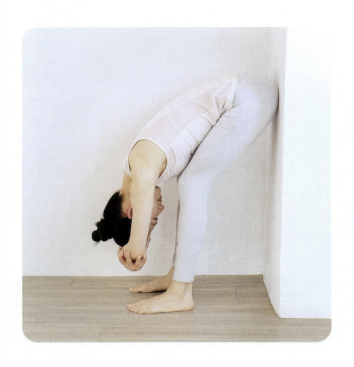

还可以背对墙壁，脚跟离墙约 30 厘米。双手向后扶墙，辅助臀部向后贴到墙面后，手扶大腿前侧慢慢往下，带着上半身从髋关节处放松下沉，保持臀部向后靠墙，但可向上或向下移动，并同时调整脚跟与墙之间的距离，微调前弯伸展的幅度及深度，慢慢贴近动作边界，稳定停留。

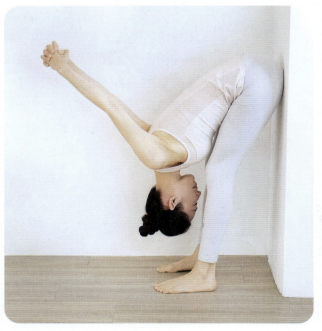

可互抱手肘垂挂在头上方放松，或在背后将双手十指互扣，肩膀向后、向下卷开，让手臂打直并慢慢往后脑勺方向下沉，能同时加深肩关节空间开展。停留 2 ～ 5 分钟。

53 靠墙蝴蝶式

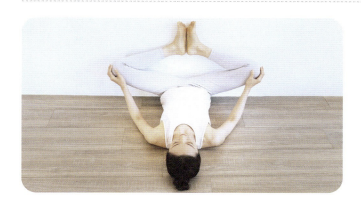

从靠墙预备动作开始，弯曲膝盖让脚掌踩墙。接着将脚掌并拢，膝盖向外分开进入蝴蝶式。保持深呼吸，感觉贴着墙面的脚掌逐渐下沉，从大蝴蝶（脚跟远离骨盆）角度慢慢进入小蝴蝶（脚跟靠近骨盆），也可用手将膝盖往左右延伸，加深双腿内侧的舒展。若感受太过强烈，可将双手扶在大腿外侧，支撑双腿重量。停留3～6分钟。

54 靠墙蜻蜓式

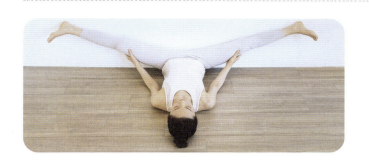

从靠墙预备动作开始，慢慢将双腿往左右分开，放松双腿，沉向地面，加深腿部内侧及后侧伸展。若感觉太多，可双手扶在大腿外侧，支撑双腿外展的角度及重量。或是感觉伸展能再加深，可将双手放在大腿内侧增加重量，并辅助双脚向外分开。可停留3～6分钟。

55 靠墙鞋带式

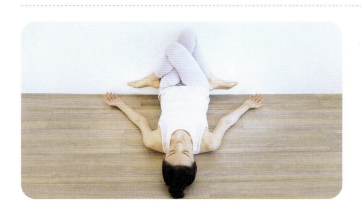

从靠墙预备动作开始，先让右腿稍微离开墙面，接着弯曲左膝，将左脚掌放置于右臀外侧，整条左腿尽量贴墙，接着弯曲右膝，将右脚掌放置于左臀外侧，进入靠墙鞋带式。

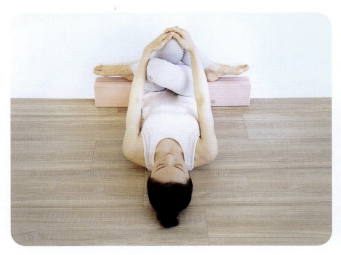

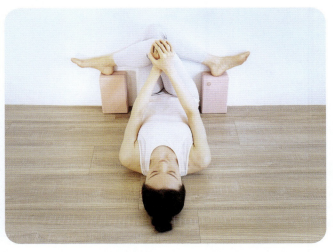

若感受臀部、鼠蹊及大腿外侧的伸展能再加深，可用瑜伽砖帮忙，将双脚掌向外，往远离骨盆的方向调整，并且可用双手将膝盖拉向胸前，加深前弯幅度。

进一步垫高瑜伽砖，让脚掌再往外远离骨盆，增加髋关节外旋空间探索。双手可将膝盖轻轻推向墙面方向，会有不同的按摩感受。可停留3～6分钟，并注意换边练习。

56 靠墙扭转式

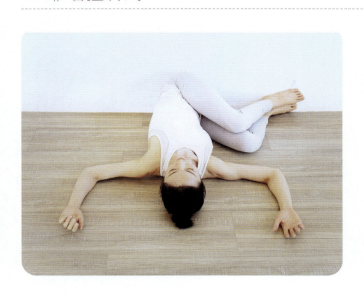

从靠墙预备动作开始，弯曲膝盖，脚掌踩在墙上，让大腿稍微贴近胸前，吸气时感受脊柱延伸，吐气时脚踩墙壁走向右边，将双腿放到右侧地面，进入扭转。

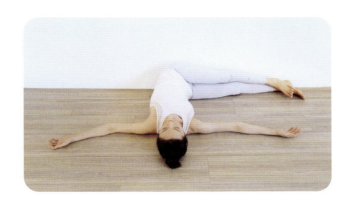

保持顺畅呼吸，觉察扭转能再加深时，可将双腿慢慢向右伸直，加深左臀及大腿外侧伸展。

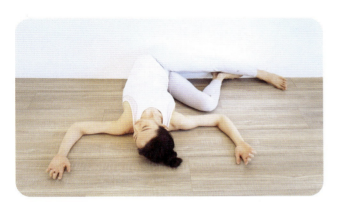

也可将下方右膝弯曲、脚掌踩墙，让伸直的左脚更接近地面，进一步加深大腿外侧的伸展。可停留 3 ～ 5 分钟，再换边练习。

57 靠墙蹲坐式

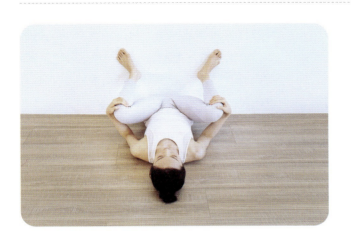

从靠墙预备动作开始，弯曲膝盖，让脚掌踩在墙上，接着脚掌慢慢沿着墙壁往下走，将膝盖向外分开，让脚跟接近骨盆"深蹲下来"，背部保持放松贴地，双手可以辅助膝盖贴近身体侧边，加深髋部周边舒展。停留 3 ～ 6 分钟。

58 小腿靠墙

▨ 狮身人面式 + 小腿靠墙

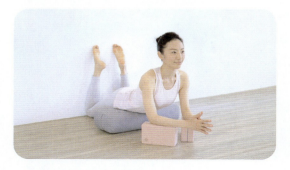

▨ 海豹式 + 小腿靠墙

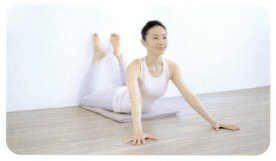

▨ 天鹅式 + 小腿靠墙

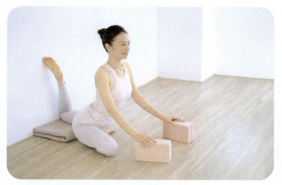

▨ 高飞龙式 + 小腿靠墙

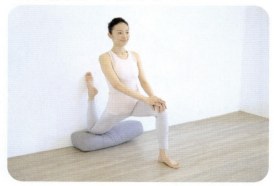

▨ 半马鞍式 + 小腿靠墙

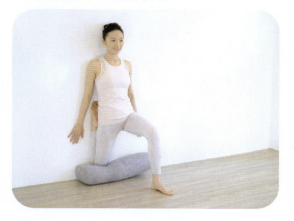

可在各种后弯动作中，利用墙面支撑小腿前侧，轻松保持膝盖弯曲，加深大腿前侧伸展。特别注意膝盖贴近地面及墙角的感受，可将毛毯或瑜伽枕垫在膝盖下方保护。

椅子阴瑜伽

现代人坐的时间越来越长。试着留意一下自己一整天的生活，坐着的时间是不是超过躺在床上睡觉休息的时间。而身体当中的许多紧绷或歪斜变形，很多就在久坐之中形成。世界卫生组织已证实，有七成的疾病是久坐不动引起，而中医古老的养生智慧早就提醒我们"久坐伤脾""久坐伤骨"，久坐可说对身体百害无益。

如果能将瑜伽垫上练就的觉察力向垫子外的生活中延伸，椅子也可以成为非常好的瑜伽练习辅具。这套利用一张椅子就能练习的阴瑜伽序列，除了能舒展上班族因久坐而僵硬的筋骨之外，还能让我们开始对久坐（长时间静止的阴性状态）给身心所造成的影响有所意识，进而将更多的觉知带入我们的"久坐生活"中，通过在椅子上随时都能进行的练习，创造身心能量能随时自由流动、保持平衡的空间！

椅子阴瑜伽序列

热身

- 坐姿牛猫式5次
- 坐姿脊椎旋转式左右各5次

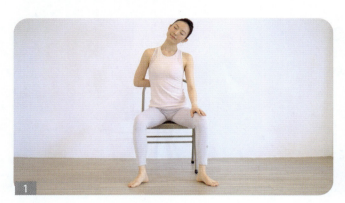

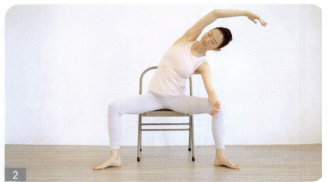

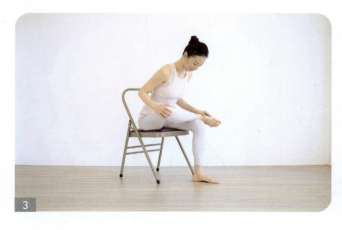

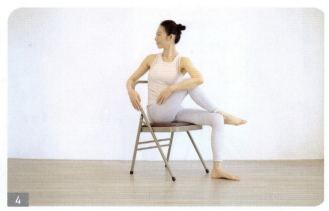

- 右侧颈伸展（图1）2分钟或12个呼吸
- 右侧腰伸展（图2）2分钟或12个呼吸
- 左侧颈伸展（图1换边）2分钟或12个呼吸
- 左侧腰伸展（图2换边）2分钟或12个呼吸

- 右脚坐椅鸽式（图3）3分钟或18个呼吸
- 抱右腿扭转（图4）2分钟或12个呼吸
- 左脚坐椅鸽式（图3换边）3分钟或18个呼吸
- 抱左腿扭转（图4换边）2分钟或12个呼吸

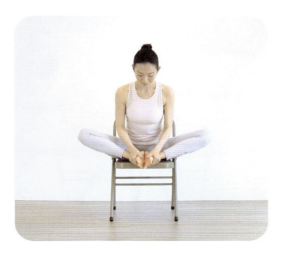

坐椅蝴蝶式

3 分钟或 18 个呼吸

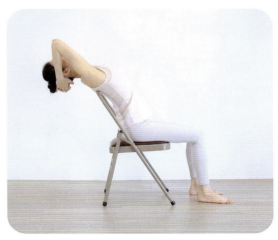

椅背开胸后弯

2 分钟或 12 个呼吸

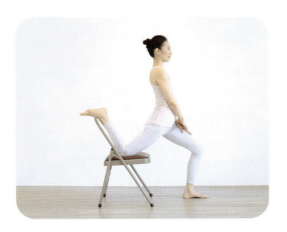

椅子高飞龙式

右脚椅子高飞龙式 3 分钟或 18 个呼吸
左脚椅子高飞龙式 3 分钟或 18 个呼吸

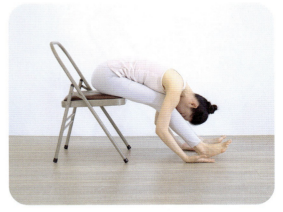

坐椅毛毛虫式

3 分钟或 18 个呼吸

大休息式

通过阴瑜伽练习按摩身心空间后，在大休息式里，让身心做最后的沉淀与净化。大休息式是阴瑜伽练习的结束，也是觉察力向生活中持续延伸的开始。

大休息式（也称为摊尸式）让人在身体的静止不动中学会放松，放下身心中的紧绷，放下对未知的恐惧与不安，在每个珍贵的当下，让平静、喜悦的能量联结生命中的不同阶段，体验意识的无限及永恒。

在大休息式当中，我们练习联结真实，让身心安住在纯净的真我之中。在大休息式后，缓缓睁开眼睛，让纯净、明亮的意识之光照进生活中，学习好好爱自己以及所有的存在，是我们身而为人最大的目的与价值。

无辅具的大休息式

大休息式

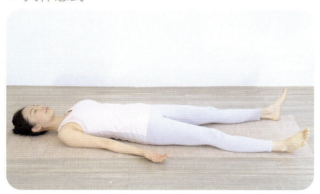

平稳地躺下，脊柱保持自然曲线，肩膀放松、远离耳朵，掌心向上，全身放松，感受呼吸自由流动全身。

五角星大休息式

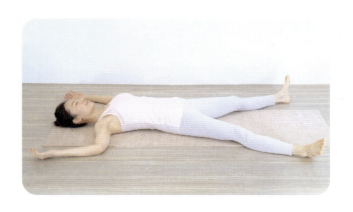

在瑜伽垫上躺平，双脚左右分开至比瑜伽垫稍宽，双手自然向左右延伸摆放，让胸口轻柔舒展，全身感觉扩张并且放松。

各种辅具加强支撑的大休息式

相较于平躺在地面上的大休息式，以下各种用辅具搭配支撑的大休息，会有加强特定区域放松的效果。练习时，需要按照身体实际情况和感受，调整各式辅具的摆放。

◩ 支撑放松式

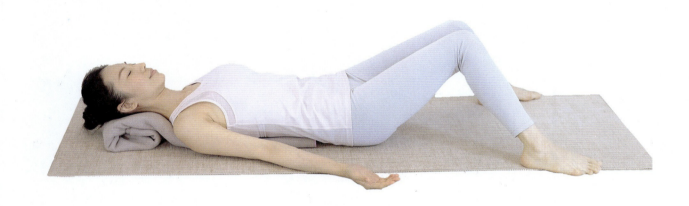

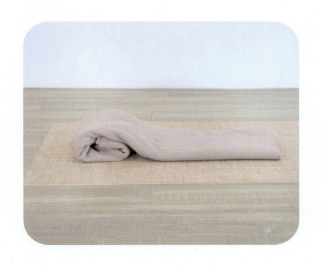

加强下背与脊椎的放松，也可作为阴瑜伽体式间的反向平衡及放松观察的动作。平躺于地面后，双腿膝盖弯曲，脚掌左右略分开一点、踩地，膝盖往中间互靠在一起。可用毛毯辅助支持脊椎保持自然放松的曲线：将毛毯折叠成约 20 厘米宽、3 ~ 4 厘米厚的长条，垫在腰椎以上的后背空间，并且将毛毯上端卷起后垫在头颈下方，稳定颈部舒适曲线。

小蝴蝶式 + 大休息

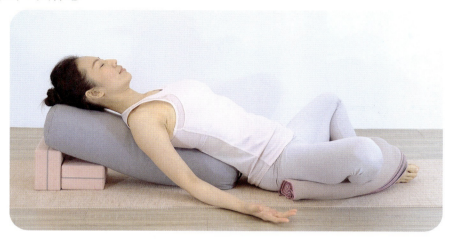

用瑜伽枕和瑜伽砖将整个背部垫高，轻柔扩张胸腔；双脚进入小蝴蝶式，脚掌合并，脚跟靠近骨盆。可以用毛毯圈住脚踝前侧及大腿外侧，辅助双腿及骨盆放松。

大蝴蝶式 + 大休息

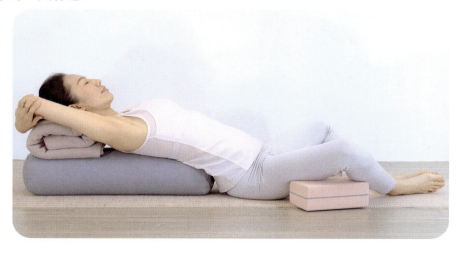

用瑜伽枕及毛毯支撑头颈及背部，放松肩颈及胸腔；双脚进入大蝴蝶式，脚掌合并，脚跟和骨盆之间留出一定空间。可以将瑜伽砖放在双腿外侧，辅助双腿及骨盆放松。

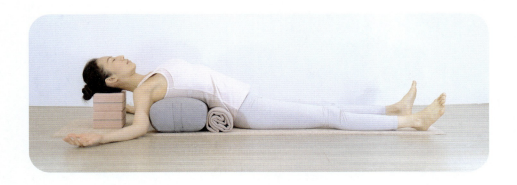

根据每个人不同的身长比例，用瑜伽砖支撑头部，将枕横向支撑在腋窝以下的胸椎空间，让手臂与肩膀在枕与瑜伽砖的间隙中放松下沉，手臂向左右放松延伸。若感觉下背腰椎处需要加强支撑，可将毛毯卷成圆筒状，放在枕旁边支撑下背。

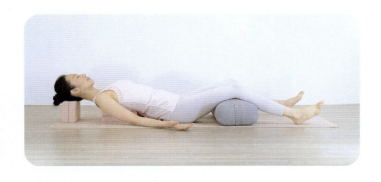

也可用两块高度不同的瑜伽砖分别撑托头部与胸椎，加强肩胸空间的放松。还可将枕横放于膝盖及大腿下方，让髋关节及膝关节自然微弯，让下背及鼠蹊区域进一步放松。

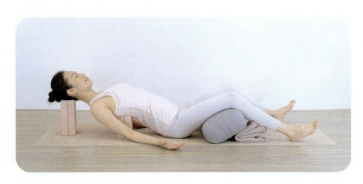

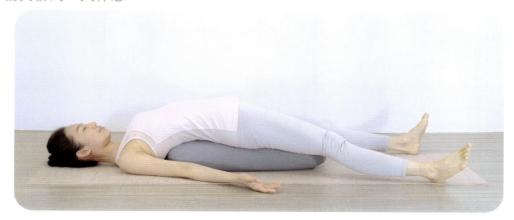

将一个瑜伽枕竖向支撑在肩胛骨以下的背部区域，让肩膀、手臂放松贴地，颈椎保持自然曲度，双腿轻松伸直，并探索脚掌左右分开的宽度，加强腹部及腿部前侧区域舒展的同时，也注意下背没有过度收缩的感受。

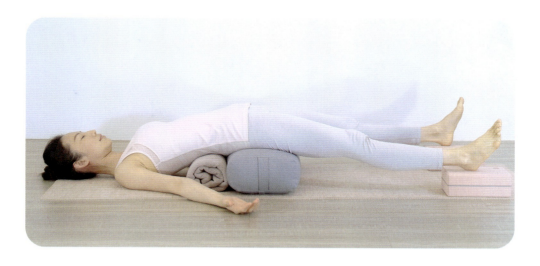

也可将毛毯及瑜伽枕横向支撑在下背及骨盆后侧，将瑜伽砖垫在双脚跟下方，创造更温和的后弯幅度。

可按照身体各部位的比例及状态，灵活使用各种辅具。

▨ 双腿加强支撑 + 大休息

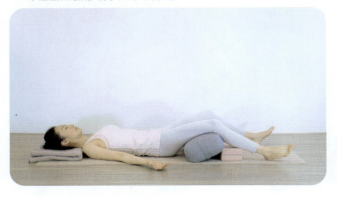

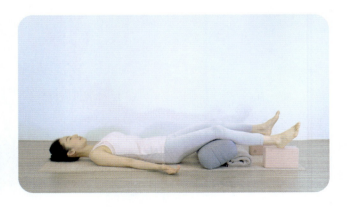

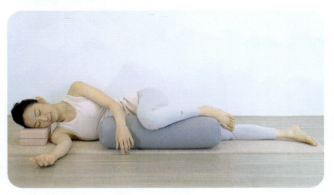

用辅具将双腿、双脚略为垫高，让髋关节及膝关节自然微弯，能让下背及鼠蹊区域进一步放松。

▨ 侧卧大休息

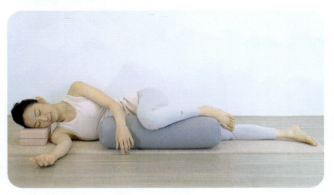

若腰骶椎弧度较大或进入怀孕后期，平躺在地面会觉得下背不适，则可用侧卧的方式进行大休息。向右侧躺，右手臂自然向右延伸，用瑜伽砖垫高头部，让头颈保持顺位不歪斜，右肩和手臂不压迫。弯曲左膝，将左腿及左手臂放在枕上，减少肩膀及骨盆区域的扭转，让身体的中心线，从右脚跟到头顶，舒适拉长。

瑜伽练习与十二经络

阴瑜伽体式中的觉察练习

每个阴瑜伽体式的长时间停留过程，帮助我们将集中于每个瞬间的觉察力延伸到3～5分钟的体式停留时间中，就像是一个简短的冥想练习。慢慢让一个阴瑜伽动作接着另一个动作，以及从瑜伽垫上接续到生活之中，将这份专注觉察的能量持续延伸，练习清清楚楚地体会身体感受的变化、呼吸的变化、意念的变化，学习在如实的观察中联结真实，自然地去调整、控制我们所能改变的，同时放下并接纳无法改变的部分。

通过练习，相信大家一定都能立即体会到，在一个阴瑜伽体式3分钟的停留中，身心的波动起伏清楚可见。不只是在体式中加强按摩的身体部位，还可明显体会到有太多的感觉变化着，如心中可能升起的急躁、浮动、不耐烦、烦忧等种种心绪。且正是因为在动作中能如实感受到酸紧僵硬，我们才能学习如何真正放松。也正因为能清楚看到各种心情的变化，我们才能学习如何平息这些内心的波动。

接下来要分享一些在阴瑜伽静观旅程中实用的方法。通过不断练习与探索，能帮助我们让生命愈发宁静、和谐的，都是可以随心携带的好方法！

◆ 眼

在阴瑜伽的练习中，可以选择关上对外的视觉，轻轻闭上眼睛，让现代人每天经常盯着电视、电脑、手机至极度疲劳的双眼好好放松和休息。闭上眼睛后，仔细确认眼球、眼窝周围是真的放松了，没有一丝紧绷。我们的身心，常有这种不需用力却一直在费劲，以为放松但却没有真正好好休息的状态。在阴瑜伽的静观中，可以探索这些没有被好好平衡的能量。闭上眼睛除了有闭目养神的功效外，也可以帮助我们避免被眼见的事物吸引了专注力，能够更专注地往内看得清楚明白，看着身体借助体式正在经受着什么样的按摩，正在创造哪些身心空间。若闭着眼睛无法在动作中保持平衡，或容易觉得昏昏欲睡，可以选择让眼睛半睁半闭，让视线放松固定在一处，有意识地停止向外观看，而不是让专注力随着惯性东张西望并向外散发了。眼睛看见的所有事物都会转换成进入心里的能量，散乱的视线会让心也是散乱的，专注、放松的视线也会让心专注、放松。

◆ 耳

在阴瑜伽练习中，让耳朵聆听呼吸的声音，聆听身体的声音，聆听心的声音。在阴瑜伽体式稳定、静止的停留中，有如在一个安静的房间里能清楚听见一根针掉在地上的声音一样，我们能在身心的稳定、静止中，好好聆听生命，聆听真实。

◆ 鼻

在阴瑜伽练习中，我们可以从鼻尖开始，让觉察力跟着每一次吸气一起深入内在，感受每个呼吸都在表达生命的完整，都在温柔地提醒我们回到当下。感受在体式之间，呼吸如何深入按摩身心的每个角落。当专注力跑掉的时候，就将意识重新拉回到鼻尖，随着下一次吸气，将专注力带回内在，再随着吐气，感受吐出的气息离开鼻尖时，在身体当中留下的放松和稳定，闻到属于每个当下的芬芳气息。

◆ 舌

舌头让我们品尝味道，也让我们用流畅的话语表达自己。在阴瑜伽练习中，让我们练习放松舌头，好好品尝内在空间中的各种滋味（酸麻胀痛和各种情绪），好好品尝生命！

◆ 身

人体的触觉不断地和世界交换着信息，双手触摸猫咪时的柔软及振动，皮肤感受到的不同季节的温度与湿度变化，发丝随风飞扬的自由，相互拥抱时的安抚。在阴瑜伽练习中，我们专注感受每个体式中触碰身心时所带来的信息，例如在后弯的体式中舒展胸腔时，经常触碰到一些在心里沉淀已久的能量，让它随着体式以及汗水或泪水自然释放，这也是为何体式练习会让身心感觉舒适的原因。

◆ 意

将所有的感官，包含我们的意识，都收向体内，在体式之间如实感受生命的流动，感受每个选择之间的因果关联，帮助我们将意识净化并且扩张，让明亮的觉察之光自然延伸到生活中的每一瞬间。

六感向内的过程也是身心联结以及平衡的过程，意识能量能深入内在空间所有的层次。这是外在的体式，不论是主动或被动的动作，都无法到达、无法取代的疗愈能量，这也是瑜伽"自我按摩"最大的功效所在。六感收摄的练习，也是瑜伽有别于其他运动最大的不同！瑜伽不只是身体的练习，更是意识的练习！

在阴瑜伽体式中，在深入按摩身体的过程中，若发现有想法或情绪出现，专注力暂时离开了对于身体的觉察，我们可以逐一整理这些心中的杂念。如果是关于过去的，我们可以想象，把这个意念放进一个上面写着"过去"的回收桶里；如果是关于未来或未知的，就放进"未来"的回收桶中，分类安顿好这些想法后，就不要再去翻动回收桶，练习不要沉浸在过去和未来中，让这些被好好整理、轻轻放下的意念成为丰富我们每个当下的资源，练习从下一次吸气开始，让心跟随着呼吸回到身体中，回到当下，回到体式的按摩中，让身心慢慢净（静）空，就像用"断舍离"整理后的房间，只留下生活中简单的需要，而不是永远无法满足的想要，就能时时享受清爽、舒心的空间。

通过这个"身心断舍离"的练习，我发现以前的自己还会时常去翻回收桶，这种无意识的习惯常常让身心感觉疲惫，现在如果发现自己又准备去翻回收桶，或是有些人或事物好像要从不小心打翻的回收桶里滚出来时，我会马上提醒自己，盖好回收桶的盖子，回到下一次呼吸里，回到脚下正在走的那一步，回到手边正在进行的事，回到能时时闻到生命芬芳气息的生活中。

在阴瑜伽的练习中，也可以借助冥想将意识融入大自然的美好循环里。进入体式之后，将我们缓慢移动的身体想象成一座山，稳定而静止；想象体式带给身体的按摩能量就像遍布山中的水流或宁静的湖泊，也如潺潺小溪或滋润的雨水，不断为整座山注入生命力；想象我们纯净并且无限的意识，就像温柔包围着这座山的湛蓝天空；想象我们所有的思绪心念，就像清澈蓝天里出现的云朵，时多时少，但不曾停留；想象我们绵长、细柔的呼吸，就像轻柔吹拂的风，深入山中的每个角落，也轻轻吹散了蓝天中的云朵。

我们是山，我们是水，我们是蓝天、白云，也是风，我们都来自母亲地球的怀抱。

阴瑜伽体式与身体部位的关联

自古医分三等：上医、中医、下医。最早的传统中医古籍《黄帝内经》中提到："上医医未病，中医医欲病，下医医已病"，意思是"下医"医治的是已经发生的疾病；"中医"医治的是即将形成之疾病，针对内在能量的不平衡所做的调理；而"上医"医治的是未病之病，较为接近如今所说的预防医学，以及身心整合的各种练习。

中医的十二经络理论与瑜伽中的脉轮理论有许多类似之处，十二条对应身体不同脏腑的经络路线，如同脉轮系统中的Nadis（经络、经脉、气脉），是内在能量的无形通道。瑜伽古籍中记载，人体当中有七万二千条气脉，而这么多的气脉中，最重要的有三条，分别是右脉、左脉及中脉。这三条经脉交错盘绕的位置有七处，就是所谓的脉轮（Chakras，轮子、转动的能量）。脉轮就如同十二经络路线中的穴道，都是经络当中能量大量汇聚之处，只要内在能量在这些气脉及穴道中能顺畅流动不阻塞，身心自然和谐平衡；如若阻塞，身心就会失衡。

十二经络当中，每一条经络对应不同的脏器或生理机能，并顺应季节时序以及每条经络的部位及阴阳属性，形成一个完整的循环。例如：膀胱经为一身阳气之所在，畅通时，我们会有积极向上的能量，让人感觉充满阳光及笑容；若膀胱经阻塞不通，则会让人心情郁闷，态度消沉。下午3~5点，气血运行至膀胱经，在这段时间里适当饮水及运动流汗，加强代谢，有助于膀胱经顺畅循环，会让人感受到积极向上的能量。或是本身性格较为正向阳光者，膀胱经也较不容易阻塞。而相对的，若是性格阴郁消极，又未适当锻炼身体排汗以及补足水分，膀胱经就容易阻塞而阳气不足，在下午的时候经常感到疲倦，并且直接影响到接续其后的肾经，以及整体的循环。

中医有句话叫作"痛则不通，通则不痛"，内外用的草药、针灸、拔罐、推拿、刮痧等，目的都在于能打通及平衡气脉。阴瑜伽练习也有异曲同工之妙，利用体式直接按摩和疏通经络所循行的路线，把经脉中感觉到的酸痛、紧绷、僵硬等，也就是能量堆积不通的部分，逐一疏通开来。在阴瑜伽体式的详细介绍中，已特别注明每个阴瑜伽动作会加强按摩到的经络路线，而按摩的能量不单存在于伸展、拉长的部分，相对被收缩、挤压的空间也有非常重要的按摩能量。因为十二经络除了经过四肢躯干之外，更是穿行在五脏六腑当中，所以每一个阴瑜伽体式的前弯、后弯、侧弯、扭转以及所有反向平衡的动作，都能刺激、活化胸腔、腹腔、盆腔里的脏器，活络脏腑间的能量流动，增强身心的活力（精气神）。

中医也说"思则气结"，意指过多的思虑会让内在能量阻塞。在阴瑜伽的静观冥想中，我们将专注力不断地拉回到呼吸、拉回到体式的按摩中，暂时平息这些想法、情绪的波动，进而开始学习接纳及转化这些负面能量，通过静观冥想让大脑得到深层放松休息后，能保持在每个当下专注觉察的能量，帮助我们在瑜伽垫外的生活中，让身心能量顺畅流动，身心和谐。

◑十二经络对应的身心自然时序

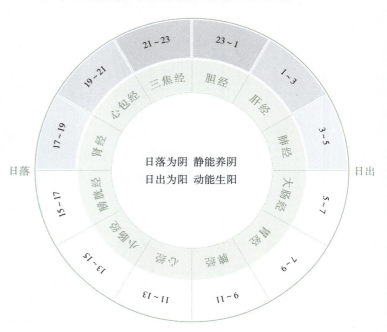

日落为阴 静能养阴
日出为阳 动能生阳

经脉	运行活络时段		养生作息	经络畅通	经络阻塞
肺	3~5	寅	保持熟睡、不熬夜	周身之气皆顺行	易悲伤、忧郁
大肠	5~7	卯	饮水、排便一身轻	排毒、存污	易懊悔、烦恼
胃	7~9	辰	重时间、重质量的早餐	易接纳、豁达	易急躁、躁动
脾	9~11	巳	放松心情促消化、适当运动	善思考、思维	抱怨、委屈
心	11~13	午	短暂午睡、休息养心、午餐	欢喜、喜悦	怨恨、仇恨
小肠	13~15	未	放松心情、促进消化吸收	悲悯、怜悯	哀悯、哀愁
膀胱	15~17	申	多喝水、排尿、运动	积极、向上	消沉、消极
肾	17~19	酉	适度运动、不过劳、轻食晚餐	有智慧、勇敢	恐惧、恐慌
心包	19~21	戌	饭后散步、保持心情愉悦	欢乐、愉快	压抑、忧愁
三焦	21~23	亥	养阴育阳、怀孕好时辰、宜入睡	心情放松、喜悦	紧张、慌张
胆	23~1	子	睡眠以养护阳气	中正无私、有决断力	焦虑、不安
肝	1~3	丑	深度睡眠、肝血推陈出新	有计谋、有谋虑	易愤怒、易指责

◖肺经与阴瑜伽

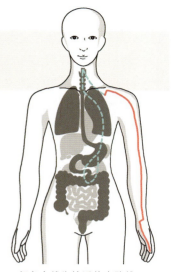

运行活络时段　凌晨3~5点　　经络畅通　一身之气
养生作息　保持熟睡、不熬夜　　经络阻塞　悲伤、忧郁

红色实线为接近体表路线，
蓝色虚线为深入体内循环。

肺经路线

　　衔接肝经，肺经路线从中焦胃部起始，向下联络大肠后折返回胃，再穿过横膈膜，归于肺，接着向上进入气管咽喉处后转弯，顺着锁骨下方横出腋下，沿着手臂内侧向下，经肘窝、手腕，再到大拇指，从手腕后方分支于食指尖处，与大肠经相接。

肺经保养

　　肺经作为十二经络的起始经络，与瑜伽理论相呼应，"没有呼吸，就没有瑜伽"，人的生命就在每个呼吸吐纳之间，息息相连、息息相关。

　　凌晨3~5点，为肺经工作时段。肺经主管"一身之气"，这个时段全身气血会集中于肺，需要其他脏腑进入完全休息的状态，肺经才能将气更好地分布全身，所以这段时间一定要在放松熟睡当中，让肺经好好运作。如果这段时间熬夜不睡，会严重影响肺经运行，气就无法平均输送至全身。反之，当肺经阻塞或肺气不足时，就会有失眠或半夜醒来的情形，或是容易有忧郁、悲伤的情绪，而悲伤又可能导致失眠，而失眠又会导致忧郁，形成恶性循环。经常处于忧郁、悲伤的情绪中，也会让肺经淤堵，疏通肺经能消除这类负面情绪，帮助身心排毒。

舒通肺经的冥想练习

- 在加强舒展肺经的阴瑜伽体式中，用意识扫描肺经所循经的路线，利用体式按摩经络，同时也通过意识深入经络的路线中，引导能量集中及流动。

- 觉得有悲伤或忧郁的情绪升起时，静观这些意念如何影响着生命能量的流动，身体有什么样的变化。感受呼吸的状态，感受身体有哪些部位出现紧绷或无法放松的感觉。接着，先把紊乱的呼吸轻轻调顺，把收紧的眉心与肩颈松开，仔细照料并且陪伴这些感受，将呼吸及身体先放松，帮助我们的心也有平静放松的调整空间。
- 接着可以更进一步培养同理心去对待他人的悲伤或忧郁，理解所有负面能量都"其来有自"，通过帮助他人舒通肺经，也帮助自己保持肺经的畅通，用善的能量去转化负面能量。

加强肺经舒展的阴瑜伽体式

- 辅助鱼式。
- 躺姿扭转式。
- 肩胸开展扭转式。

- 牛面手（下方手）。
- 所有能够按摩胸、腹、盆腔脏器的体式。

◐大肠经与阴瑜伽

运行活络时段　早晨5～7点
养生作息　饮水、排便一身轻
经络畅通　排毒、存污
经络阻塞　懊悔、烦恼

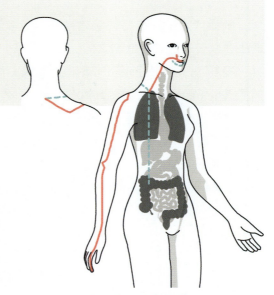

大肠经路线

　　衔接肺经，从食指开始，向上沿着手臂外侧缘至肩峰，至颈部后方，再向前至锁骨上窝后分为二支脉，其一往下进入胸腔，连络肺脏，通过横膈膜至大肠；另一分支从锁骨上窝往上，过颈部到脸颊，进入下牙床再绕过上唇，再到鼻侧和胃经相接。

红色实线为接近体表路线，
蓝色虚线为深入体内循环。

大肠经保养

早上5～7点，为大肠经工作时段。大肠经负责传导、排毒、存污，在凌晨3～5点我们熟睡时，肺经将新鲜血液布满全身，促进大肠进入兴奋状态。起床后喝杯温开水，自然会升起便意，就能够顺畅、轻松地排便。若经常错过便意就容易便秘，粪便会变得较为干硬，难以排出，或加速痔疮形成。

注意正常饮食，不吃夜宵，多吃蔬果，不暴饮暴食、大鱼大肉，都能促进大肠更顺利地将废物、毒素排出，反之毒素则在体内堆积甚至循环。

大肠经不通容易出现懊悔、烦恼或无明火（满肚子大便）的情绪；性格上爱操心、烦恼的人，大肠经也容易堵塞。疏通大肠经能消除这类负面情绪，帮助身心排毒。

舒通大肠经的冥想练习

- 在加强舒展大肠经的阴瑜伽体式中，用意识扫描大肠经所循经的路线，利用体式按摩经络，同时也通过意识深入经络的路线中，引导能量集中及流动。
- 觉得有懊悔或烦恼的情绪升起时，静观这些意念如何影响着生命能量的流动，身体有什么样的变化。感受呼吸的状态，感受身体有哪些部位出现紧绷或无法放松的感觉。接着先把紊乱的呼吸轻轻调顺，把收紧的眉心与肩颈松开，仔细照料并且陪伴这些感受，将呼吸及身体先放松，能帮助我们的心也有平静放松的调整空间。
- 通过持续的冥想练习，将专注力深入到放松的呼吸以及静定、舒适的身体中，练习将心从对过去的懊悔或对未来的烦恼中抽离，回到此时此刻的平静无染之中，洁净我们的心；或是利用各种瑜伽的扭转体式，刺激肠胃蠕动、帮助排便，并且选择纯净的、让身心无负担的饮食，都能净化及舒通大肠经。
- 接着可以更进一步培养同理心去对待他人的懊悔、烦恼或无明火，理解所有负面能量都"其来有自"，帮助他人舒通大肠经，也帮助自己保持大肠经的舒通，用善的能量去转化更多负面能量。

加强大肠经舒展的阴瑜伽体式

- 颈部舒展。
- 牛面手（上方手）。

- 反向祈祷手。
- 所有能够按摩胸、腹、盆腔各脏器的体式。

◑胃经与阴瑜伽

运行活络时段	上午7~9点
养生作息	重时间、重质量的早餐
经络畅通	接纳、豁达
经络阻塞	急躁、躁动

胃经路线

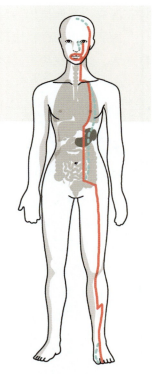

衔接大肠经，从鼻侧开始向上至鼻根，从内眼角至眼睛下方，向下至上牙床后进入嘴唇周边，从下颌沿着脸颊外缘向上，经过颧骨向上直达头顶。

分支从下颌角沿着喉咙向下至颈部，再往前至锁骨上窝，内行支线连接胃与脾脏后到达鼠蹊；外行主线从锁骨上窝向下，先经过乳头，再向下从肚脐旁进入腹股沟与支线会合，走大腿前侧，经过膝盖外缘到脚背，最后到达第二个脚趾末端，并从脚背分支到大脚趾，和脾经相接。

红色实线为接近体表路线，
蓝色虚线为深入体内循环。

胃经保养

早上7~9点，为胃经工作的辰时，亦称为"食时"，此时吃早餐最容易消化，胃肠消化吸收力最强，且不易发胖，是营养能输送到各个器官的最佳时刻，要摄取重质、重量的温热早餐，让脏腑得到充足能源，气血充足人就健康气色佳。此时若不吃早餐，让胃空转，分泌过多胃酸，不仅身体无法适时补充能量，消耗元气，还容易罹患肠胃溃疡、胆结石等疾病。

胃经活络时，人自然表现出接纳、豁达；而胃经淤堵的人容易表现出躁动、不耐烦的情绪；性格急躁的人，胃经也容易淤堵。疏通胃经能消除这类负面情绪，帮助身心排毒。

舒通胃经的冥想练习

- 在加强舒展胃经的阴瑜伽体式中，用意识扫描胃经所循经的路线，利用体式按摩经络，同时也通过意识深入经络的路线中，引导能量集中及流动。
- 觉得有急躁或躁动的情绪升起时，静观这些意念如何影响着生命能量的流动，身体有什么样的变化。感受呼吸的状态，感受身体有哪些部位出现紧绷或无法放松的感觉。接着先把紊乱的呼吸轻轻调顺，把收紧的眉心与肩颈松开，仔细照料并且陪伴这些感受，将呼吸及身体先放松，能帮助我们的心也有平静放松的调整空间。
- 通过持续的冥想练习，将专注力深入到轻柔缓慢的呼吸及静定、放松的身体中，节制不必要的能量消耗，不放任心的急躁或欲望，储存元气，接纳每个当下，将急躁转化为平心静气，即能舒通胃经。
- 接着可以更进一步培养同理心去对待他人的急躁或躁动，理解所有负面能量都"其来有自"，帮助他人舒通胃经，也是在帮助自己保持胃经的舒通，用善的能量去转化更多负面能量。

加强胃经舒展的阴瑜伽体式

- 婴儿式。
- 辅助桥式。
- 半马鞍式。
- 脚背与小腿前侧伸展。
- 低飞龙式 + 劈腿龙式。
- 所有能够按摩胸、腹、盆腔各脏器的体式。

◗脾经与阴瑜伽

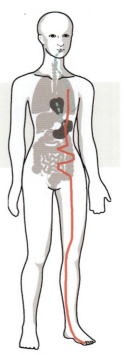

运行活络时段　上午9～11点	经络畅通　思考、思维
养生作息　放松心情促消化、 　　　　　适当运动	经络阻塞　抱怨、委屈

脾经路线

衔接胃经，从大脚趾开始，沿脚内侧至内踝前缘向上，再沿着小腿内侧向上，从大腿前侧内缘进入腹部，经脾胃往上穿过横膈膜，经食管两旁连接舌根，并散布于舌下；分支从胃部向上穿过横膈膜，进入心中与心经相接。

红色实线为接近体表路线，
蓝色虚线为深入体内循环。

脾经保养

早上9～11点，为脾经工作时段，此时精力充沛，为记忆力最好的时候。脾是消化、吸收、排泄的总调度，是人体血液的统领。"脾主肌肉"，脾经运行时宜适当运动，让肌肉强壮有力量，消化吸收及利用良好，就不易发胖。"久坐伤脾"，久坐不动，身体缺乏运动，造成肌肉无力，影响脾经，脾经不顺让肌肉更无力，恶性循环之下，身体能量无法良好利用和循环，就容易堆积发胖，所以除了舒展经络的阴瑜伽静观练习，还必须通过阳瑜伽的动态锻炼强壮肌肉，才能真正达到阴阳平衡。

脾经活络时，我们能有清楚的思维及行动，能接纳一切的好与坏。"思伤脾"，思虑过多或用脑过度会让脾经淤堵，就容易产生抱怨、委屈。疏通脾经能消除这类负面情绪，帮助身心排毒。

舒通脾经的冥想练习

- 在加强舒展脾经的阴瑜伽体式中，用意识扫描脾经所循经的路线，利用体式按摩经络，同时也通过意识深入经络的路线中，引导能量集中及流动。

- 觉得有委屈或抱怨的情绪升起时，静观这些意念如何影响着生命能量的流动，身体有什么样的变化。感受呼吸的状态，感受身体有哪些部位出现紧绷或无法放松的感觉。接着先把紊乱的呼吸轻轻调顺，把收紧的眉心与肩颈松开，仔细照料并且陪伴这些感受，将呼吸及身体先放松，能帮助我们的心也有平静放松的调整空间。
- 接着可以更进一步培养同理心去对待他人的委屈或抱怨，理解所有负面能量都"其来有自"，帮助他人舒通脾经，也是在帮助自己保持脾经的舒通，用善的能量去转化更多负面能量。

加强脾经舒展的阴瑜伽体式

- 马鞍式。
- 天鹅式。
- 高飞龙式。

- 猫拉尾扭转式。
- 所有能够按摩胸、腹、盆腔各脏器的体式。

◐心经与阴瑜伽

运行活络时段　中午11~13点

养生作息　短暂午睡、休息养心、午餐

经络畅通　欢喜、喜悦

经络阻塞　怨恨、仇恨

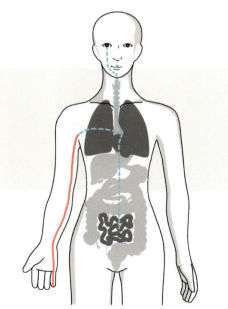

红色实线为接近体表路线，
蓝色虚线为深入体内循环。

心经路线

衔接脾经，从心中开始有三条分支，其一从心向下穿过横膈膜到小肠；其二从心向上穿过喉咙连接眼睛；其三从心向外穿过肺，从腋下连接手臂内侧后缘连至手掌，从小指和小肠经相接。

心经保养

早上11点到下午13点，为心经工作时段，心气鞭策全身气血运行，能养神、养气、养筋。此时日正当中，不宜剧烈运动，应适当休息或午睡，"睡眠为第一大补"，对养身、养心大有好处，也让接下来下午和晚上的生活精力充沛。若无法午睡，也可闭目养神或静坐冥想，保持表情舒服并且放松心情、不动气。午睡休息后再吃午餐，午餐如同早餐要重质量，接续其后的小肠经能将食物做良好消化和吸收。

心经畅通活络时，我们会有欢喜、喜悦的心情。若心经阻塞就容易有怨恨、仇恨的情绪；性格脾气上容易记仇或愤恨，会伤心气、心血，导致心经淤堵。疏通心经能消除这类负面情绪，帮助身心排毒。

舒通心经的冥想练习

- 在加强舒展心经的阴瑜伽体式中，用意识扫描心经所循经的路线，利用体式按摩经络，同时也通过意识深入经络的路线中，引导能量集中及流动。
- 觉得有怨恨或仇恨的情绪升起时，静观这些意念如何影响着生命能量的流动，身体有什么样的变化。感受呼吸的状态，感受身体有哪些部位出现紧绷或无法放松的感觉。接着先把紊乱的呼吸轻轻调顺，把收紧的眉心与肩颈松开，仔细照料并且陪伴这些感受，将呼吸及身体先放松，能帮助我们的心也有平静放松的调整空间。
- 接着可以更进一步培养同理心去对待他人的怨恨或仇恨，理解所有负面能量都"其来有自"，帮助他人舒通心经，也是在帮助自己保持心经的舒通，用善的能量去转化更多负面能量。

加强心经舒展的阴瑜伽体式

- 融心式。
- 猫拉尾扭转式。
- 肩胸开展扭转式。
- 所有能够按摩胸、腹、盆腔脏器的体式。

◑小肠经与阴瑜伽

运行活络时段　　下午13～15点
养生作息　　放松心情、促进消化吸收
经络畅通　　悲悯、怜悯
经络阻塞　　哀悯、哀愁

小肠经路线

衔接心经，从小指开始向上沿着手背经过手臂外侧缘至手肘，从上臂至肩关节，绕行肩胛骨后至颈部后方，往前至锁骨上窝后进入胸中，向下经过心、横膈膜、胃再到小肠；一支线从锁骨上窝向上到外眼角，再转入耳中；另一支线从脸颊连至内眼角和膀胱经相接。

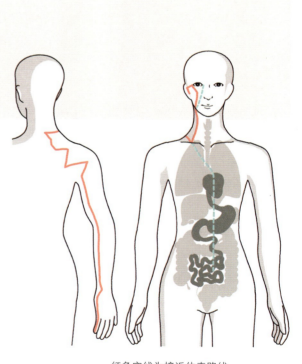

红色实线为接近体表路线，蓝色虚线为深入体内循环。

小肠经保养

下午13~15点，为小肠经工作时段。小肠将食物的营养吸收到体内，精华上输至脾，水液归入膀胱，浊物送到大肠待水分吸收后排出体外，所以这段时间要延续心经的保养，摄取高质量的午餐，保持身心放松，让小肠能更好地消化吸收，提供下午至晚上所需的活力。下午15点过后是肠胃休息的开端，此后的晚餐要避免暴饮暴食，并减少高热量食物的摄取，以免消化不良增加肠胃负担或消耗不完的能量累积在体内。

古人有"善能生阳"的说法，善的意念能增强人的阳气，就如同"动能生阳"，运动亦能增强人体阳气。小肠经阳气旺，人就有"热心肠"，会有悲悯、怜悯的热心善念；若小肠经阻塞就容易有过度哀悯、哀愁的情绪，容易影响肠胃，造成消化道溃疡，堵塞小肠经。疏通小肠经能消除这类负面情绪，帮助身心排毒。

舒通小肠经的冥想练习

- 在加强舒展小肠经的阴瑜伽体式中，用意识扫描小肠经所循经的路线，利用体式按摩经络，同时也通过意识深入经络的路线中，引导能量集中及流动。
- 觉得有过度怜悯、哀伤的情绪升起时，静观这些意念如何影响着生命能量的流动，身体有什么样的变化。感受呼吸的状态，感受身体有哪些部位出现紧绷或无法放松的感觉。接着先把紊乱的呼吸轻轻调顺，把收紧的眉心与肩颈松开，仔细照料并且陪伴这些感受，将呼吸及身体先放松，能帮助我们的心也有平静放松的调整空间。
- 接着可以更进一步培养同理心去对待他人的过度怜悯或哀伤哀愁，理解所有负面能量都"其来有自"，帮助他人舒通小肠经，也是在帮助自己保持小肠经的舒通，用善的能量去转化更多负面能量。

加强小肠经舒展的阴瑜伽体式

- 大猫式。
- 坐姿扭转头碰膝式。
- 肩翅伸展。
- 所有能够按摩胸、腹、盆腔各脏器的体式。

◑膀胱经与阴瑜伽

运行活络时段　下午15～17点
养生作息　多喝水、排尿、运动
经络畅通　积极、向上
经络阻塞　消沉、消极

膀胱经路线

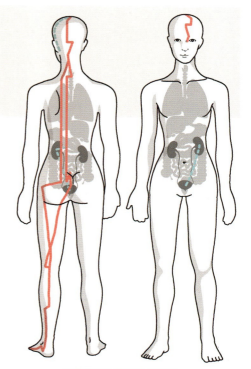

红色实线为接近体表路线，
蓝色虚线为深入体内循环。

衔接小肠经，从内眼角开始，向上经过额头直达头顶，分支从头顶进入耳朵上方；主线从头顶进入大脑中再折返出来，从后脑勺向下到颈部后侧，分成2条平行支线向下：内侧支线到达腰部后再分成2条分支，其一分支进入肾及膀胱，另一分支向下到膝盖窝；而外侧支线经过髋关节，沿大腿后向下至膝盖窝，再向下经小腿后侧到脚跟外侧，经脚外缘至小趾和肾经相接。膀胱经上总共有67个穴位，是人体中长度最长、穴位最多的一条经络。

膀胱经保养

下午15～17点，为膀胱经工作时段，是身体代谢的高峰期，因此这段时间要多补充水分（非饮料），促进泌尿系统代谢，有助于排除体内的毒素、废物。膀胱经为一身阳气之所在，是身体中的阳光，若膀胱经阳气不足，下午这段时间就容易觉得疲倦。

保养膀胱经要先从好好吃饭、好好睡觉、好好运动开始，让人体排毒的三大途径（大便、排汗及小便）都顺畅，吃好、睡好、顺利大小便，身体就有精力运动流汗。全身微微出汗为最好的运动状态，"汗为心之液"，运动出汗能改善心情，让身心全面代谢排毒！

阴瑜伽练习是以放松舒展与静观冥想为主，虽然也有舒通经络及放松心情的效果，但还是要通过阳瑜伽以锻炼肌肉为主的练习，才能提升内在温度，从全身毛孔出汗、排出身心毒素。

膀胱经若畅通就会有积极、向上、阳光、微笑的能量，反之若膀胱经淤塞就容易有消沉郁闷的情绪。性格上较为消极、阴郁也会阻塞膀胱经，要积极调理生活，才能疏通膀胱经。很多人走路会喘，就说自己身体不好、不适合运动！其实就是因为不运动，体力差，走路才会喘，且越不动就越容易喘，越喘就越不想动，形成恶性循环。"要活就要动"，不要让消极与懒惰成为借口，还是需要通过好好吃、好好睡、规律运动排汗，才能让身心都有充满阳光一般的活力，才是膀胱经最好的保养方式。

舒通膀胱经的冥想练习

- 在加强舒展膀胱经的阴瑜伽体式中，用意识扫描膀胱经所循经的路线，利用体式按摩经络，同时也通过意识深入经络的路线中，引导能量集中及流动。
- 觉得有消沉或消极的情绪升起时，静观这些意念如何影响着生命能量的流动，身体有什么样的变化。感受呼吸的状态，感受身体有哪些部位出现紧绷或无法放松的感觉。接着先把紊乱的呼吸轻轻调顺，把收紧的眉心与肩颈松开，仔细照料并且陪伴这些感受，将呼吸及身体先放松，能帮助我们的心也有平静放松的调整空间。
- 接着可以更进一步培养同理心去对待他人的消沉或消极，理解所有负面能量都"其来有自"，帮助他人舒通膀胱经，也是在帮助自己保持膀胱经的舒通，用善的能量去转化更多负面能量。

加强膀胱经舒展的阴瑜伽体式

- 半蝴蝶式。
- 半鞋带式。
- 半英雄坐姿前弯。
- 毛毛虫式。
- 悬垂式。
- 蜗牛式。

◑肾经与阴瑜伽

运行活络时段　傍晚17～19点
养生作息　适度运动、不过劳、轻食晚餐
经络畅通　智慧、勇敢
经络阻塞　恐惧、恐慌

肾经路线

衔接膀胱经，从小趾开始斜行脚底到内侧脚踝，沿小腿内侧后缘向上，穿入脊椎，连接肾、膀胱、肝，穿过横膈膜进入肺，再向上从喉咙进入舌根；支脉从肺分出，连接心，在胸中与心包经相接。

肾经保养

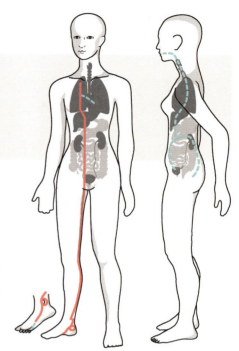

红色实线为接近体表路线，
蓝色虚线为深入体内循环。

傍晚17～19点，为肾经工作时段，延续在膀胱经之后，血气流注于肾经，继续多喝水并适当运动流汗，以利身心排毒，并维持体内水液平衡。此时为黄昏，太阳下山之时，"日出而作，日落而息"，不宜让身心过度劳累，宜在此时吃让身心轻松的晚餐，以简单、轻松的饮食为主，饭后略休息之后可散步、沐浴。

肾经畅通时人就充满勇气与智慧，肾经若淤堵就容易产生恐惧、恐慌、惊恐等负面情绪。性格上较为畏缩、胆怯，也容易让肾经堵塞。疏通肾经能消除这类负面情绪，帮助身心排毒。

舒通肾经的冥想练习

• 在加强舒展肾经的阴瑜伽体式中，用意识扫描肾经所循经的路线，利用体式按摩经络，同时也通过意识深入经络的路线中，引导能量集中及流动。

- 觉得有恐惧或恐慌的情绪升起时，静观这些意念如何影响着生命能量的流动，身体有什么样的变化。感受呼吸的状态，感受身体有哪些部位出现紧绷或无法放松的感觉。接着先把紊乱的呼吸轻轻调顺，把收紧的眉心与肩颈松开，仔细照料并且陪伴这些感受，将呼吸及身体先放松，能帮助我们的心也有平静放松的调整空间。
- 接着可以更进一步培养同理心去对待他人的恐惧或恐慌，理解所有负面能量都"其来有自"，帮助他人舒通肾经，也是在帮助自己保持肾经的舒通，用善的能量去转化更多负面能量。

加强肾经舒展的阴瑜伽体式

- 蜻蜓式。
- 半蜻蜓式。
- 快乐婴儿式。

- 鞠躬龙式。
- 脚趾与足底伸展。
- 所有能够按摩胸、腹、盆腔各脏器的体式。

◑心包经与阴瑜伽

运行活络时段	晚上19～21点
养生作息	饭后散步、保持心情愉悦
经络畅通	欢乐、愉快
经络阻塞	压抑、抑郁

心包经路线

衔接肾经，从胸中心包膜开始，穿过上腹及下腹，连络上、中、下焦；分支从胸中横走至腋下三寸处，向上进入腋窝，沿手臂内侧前缘进入肘窝，再连至掌心，出于中指尖；支线从手掌分出，连接无名指，与三焦经相接。

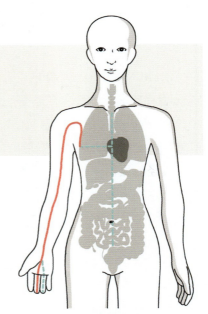

红色实线为接近体表路线，
蓝色虚线为深入体内循环。

心包经保养

晚上19~21点，为心包经工作时段，这时心脑神经系统最活跃，适宜读书学习，心脏欠佳的人可以在此时按摩心包经，让气血循环畅通。心包经路线和肺经及心经路线类似，都连通心、肺以及手臂的内侧，可以多做肩、胸及手臂的舒展动作，并且避免生气，可有效保养心脏。此时可以延续肾经时段，吃清爽的晚餐，不宜过量或肥腻，餐后休息半小时，可放松心情散步。

心包经通顺，气血顺畅，人就会愉快、欢乐，若阻塞就容易压抑情绪。性格上较为抑郁者，也会堵塞心包经。疏通心包经能消除这类负面情绪，帮助身心排毒。

舒通心包经的冥想练习

- 在加强舒展心包经的阴瑜伽体式中，用意识扫描心包经所循经的路线，利用体式按摩经络，同时也通过意识深入经络的路线中，引导能量集中及流动。
- 觉得有压抑或抑郁的情绪升起时，静观这些意念如何影响着生命能量的流动，身体有什么样的变化。感受呼吸的状态，感受身体有哪些部位出现紧绷或无法放松的感觉。接着先把紊乱的呼吸轻轻调顺，把收紧的眉心与肩颈松开，仔细照料并且陪伴这些感受，将呼吸及身体先放松，能帮助我们的心也有平静放松的调整空间。
- 诚实面对自己，透过静观冥想，或是如实说出或写下内心真正的感觉，看看是心中的哪片乌云遮住了纯净意识的蓝天，和真实的自己面对面，用每个呼吸去接纳、拥抱所有被压抑的真实感受，让心自由，帮助心包经畅通。
- 接着可以更进一步培养同理心，通过陪伴以及聆听，去对待他人的压抑或抑郁，理解所有负面能量都"其来有自"，帮助他人舒通心包经，也是在帮助自己保持心包经的舒通，用善的能量去转化更多负面能量。

加强心包经舒展的阴瑜伽体式

- 狮身人面式。
- 海豹式。

- 手掌指伸展。
- 所有能够按摩胸、腹、盆腔各脏器的体式。

◑三焦经与阴瑜伽

运行活络时段　晚上21～23点
养生作息　养阴育阳、怀孕好时辰、
　　　　　宜入睡
经络畅通　轻松、心乐
经络阻塞　紧张、慌张

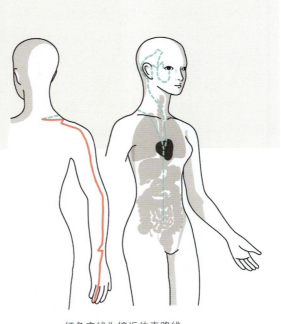

红色实线为接近体表路线，
蓝色虚线为深入体内循环。

三焦经路线

衔接心包经，从无名指沿着手背向上，经过肘尖，沿上臂外侧通过肩膀，进入锁骨上窝后，向下散落心包，并循经上、中、下焦；并从胸中分支向上，从颈部到耳后，再下弯向脸颊后到眼眶下方；支线从耳后进入耳中，再连到耳前至外眼角，与胆经相接。

三焦经保养

晚上21～23点，为三焦经工作时段。三焦并非指具体的器官，而是指整体脏腑机能的分工与协调，三焦就是把人体分成了上、中、下三个部分，横膈膜以上属于上焦，横膈膜以下、肚脐以上属于中焦，肚脐以下都属于下焦，"三焦通百脉"，是人体元气、血气运行的要道。此时入夜为阴，而动养阳、静养阴，所以三焦运行的后段22点宜准备入睡，此时亦为孕育新生命最好的时间。慢慢让身心安静下来进入深眠中，百脉可休养生息，第二天起床后会感到精神饱满。

三焦经若是畅通，人就轻松、心乐，若阻塞就容易紧张、慌张。性格较为紧张的人，三焦经也易于阻塞。疏通三焦经能消除这类负面情绪，帮助身心排毒。

舒通三焦经的冥想练习

- 在加强舒展三焦经的阴瑜伽体式中，用意识扫描三焦经所循经的路线，利用体式按摩经络，同时也通过意识深入经络的路线中，引导能量集中及流动。
- 觉得有紧张或慌张的情绪升起时，静观这些意念如何影响着生命能量的流动，身体有什么样的变化。感受呼吸的状态，感受身体有哪些部位出现紧绷或无法放松的感觉。接着先把紊乱的呼吸轻轻调顺，把收紧的眉心与肩颈松开，仔细照料并且陪伴这些感受，将呼吸及身体先放松，能帮助我们的心也有平静放松的调整空间。
- 继续仔细感受每一次的呼吸，感谢自己还活着，享受我们所拥有的神奇生命，感受我们所拥有的每一个充满无限可能的当下，并且感恩每一个当下，而一颗充满感恩的心，就是一颗满足而放松的心，能化解任何紧张及忧虑，能净化及舒通三焦经。
- 接着可以更进一步培养同理心去对待他人的紧张或慌张，理解所有负面能量都"其来有自"，帮助他人舒通三焦经，也是在帮助自己保持三焦经的舒通，用善的能量去转化更多负面能量。

加强三焦经舒展的阴瑜伽体式

- 雨刷扭转式。
- 老鹰手。
- 手蜻蜓式。
- 手掌腕伸展。
- 所有能够按摩胸、腹、盆腔各脏器的体式。

◑胆经与阴瑜伽

运行活络时段	深夜23～1点
养生作息	睡眠以养护阳气
经络畅通	中正、决断
经络阻塞	焦虑、不安

胆经路线

衔接三焦经，从外眼角开始，两支脉于脸颊、耳上、耳后及眉上盘绕，经颈部于锁骨上窝会合；其一向下穿过横膈膜，连络肝、胆，向外至腰侧再绕回鼠蹊处，向外进入髋关节；另一支从腋窝沿着胸侧，绕至腰后，再向前至髋关节，再次会合后，沿着大腿外侧向下到外踝前侧，顺着脚背进入第四脚趾；另有支线从脚背分支，进入大脚趾与肝经相接。

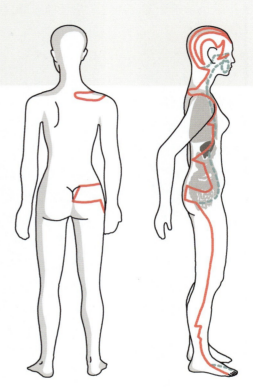

红色实线为接近体表路线，
蓝色虚线为深入体内循环。

胆经保养

晚上23点到凌晨1点，为胆经工作时段，也为一天当中阴气最重的时段，要以深沉的睡眠来养护阳气。"睡眠为养生第一大补"，而睡眠重"子午觉"，午时（11～13）走心经宜午休养心，子时（23～1）走胆经宜在熟睡中放松修复，"胆有多清，脑有多清"，在此时熟睡，早上醒来会精神饱满且头脑清晰；反之，若此时不睡就算熬夜，而长时间熬夜身体必然出现问题，不仅精神及气色差，而且头脑不清，感觉"变笨"。

除睡眠之外，一定要吃早餐，避免空腹时间过长，胆汁在胆囊里过度浓缩，增加罹患胆结石的概率。

胆经如果畅通，人就能有清楚的思维，行事果决、当机立断并且中正无私；胆经若是堵塞，就容易焦虑不安，左右摇摆。性格上优柔寡断、难做决定者，也容易让胆经淤堵。疏通胆经能消除这类负面情绪，帮助身心排毒。

舒通胆经的冥想练习

- 在加强舒展胆经的阴瑜伽体式中，用意识扫描胆经所循经的路线，利用体式按摩经络，同时也通过意识深入经络的路线中，引导能量集中及流动。
- 觉得有焦虑不安的情绪升起时，静观这些意念如何影响着生命能量的流动，身体有什么样的变化。感受呼吸的状态，感受身体有哪些部位出现紧绷或无法放松的感觉。接着先把紊乱的呼吸轻轻调顺，把收紧的眉心与肩颈松开，仔细照料并且陪伴这些感受，将呼吸及身体先放松，能帮助我们的心也有平静放松的调整空间。
- 试着观察，一颗焦躁不安、左右摇摆又优柔寡断的心，是否"偷窃"了自己与他人体验当下宁静、丰盛的机会，当我们能珍惜眼前的一切，不执着于结果（欲望、欲求），就能保持一颗清明之心，做出贴近平静、平衡的选择，舒通胆经。
- 接着可以更进一步培养同理心去对待他人的焦虑不安，理解所有负面能量都"其来有自"，帮助他人舒通胆经，也是在帮助自己保持胆经的舒通，用善的能量去转化更多负面能量。

加强胆经舒展的阴瑜伽体式

- 鞋带式。
- 方块式。
- 睡天鹅式。
- 鹿式。
- 香蕉式。
- 所有扭转体式。

◑肝经与阴瑜伽

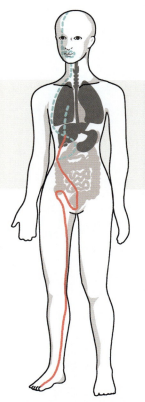

> 运行活络时段　深夜1~3点
> 养生作息　深度睡眠、肝血推陈出新
> 经络畅通　谋划、谋虑
> 经络阻塞　愤怒、指责

肝经路线

　　衔接胆经，从大脚趾开始向上，从脚背内侧经过内踝前侧，沿着小腿内侧向上，从大腿内侧进入阴毛中，环绕生殖器，再向上至小腹，挟胃两旁，再经肝、胆后，穿过横膈膜，并分布于胁肋，再向上沿着喉咙连接眼睛，出额头到头顶；一分支从眼睛向下至脸颊，环绕嘴唇内；另一分支从肝向上穿过横膈膜，连接肺部与肺经相接。

红色实线为接近体表路线，
蓝色虚线为深入体内循环。

肝经保养

　　凌晨1~3点，为肝经工作时段，"肝藏血"，肝经负责调和疏导全身气血，将血液汰旧换新。人应处于熟睡深眠当中，以利肝脏排毒，因为"人卧则血归于肝"，躺卧睡觉时才能使血回流滋养肝。如果此时还未入睡，全身脏腑还在输出能量，肝就无法完成新陈代谢，人就容易疲倦并且气色不佳，也会增加肝脏疾病的发生率，所以保养肝经要保持心情愉快、放松地入睡，不熬夜。不用眼过度，因为"肝开窍于眼"，所以"久视伤血"，眼部疲劳会伤血伤肝，反之护肝能养血，而肝血不仅能滋养双目，也让人有清晰的思维及行动能力。

　　肝经畅通时，人就会有谋略并能执行计划；肝经若阻塞，就容易有愤怒、指责的情绪。性情上容易生气愤怒、生闷气的人，肝经也容易淤塞。疏通肝经能消除这类负面情绪，帮助身心排毒。

舒通肝经的冥想练习

- 在加强舒展肝经的阴瑜伽体式中，用意识扫描肝经所循经的路线，利用体式按摩经络，同时也通过意识深入经络的路线中，引导能量集中及流动。
- 觉得有愤怒或指责的情绪升起时，静观这些意念如何影响着生命能量的流动，身体有什么样的变化。感受呼吸的状态，感受身体有哪些部位出现紧绷或无法放松的感觉。接着先把紊乱的呼吸轻轻调顺，把收紧的眉心与肩颈松开，仔细照料并且陪伴这些感受，将呼吸及身体先放松，能帮助我们的心也有平静放松的调整空间。
- 仔细观察自己愤怒能量的源头，多半来自于事情欠缺周详的计划以及有效执行的行动力，起因可能来自于生活作息不正常，贪多不节制（贪吃、贪玩、贪睡或贪心不睡等），造成身心能量不平衡，而反应在所有的想法、语言和行动里，心不顺而事不顺，心浮气躁，就开始愤怒或指责他人的恶性循环，要练习梳理生活中任何的贪婪，保持平和之心，自然事事顺心，肝经也自然畅通。
- 接着可以更进一步培养同理心去对待他人的愤怒或指责，理解所有负面能量都"其来有自"，帮助他人舒通肝经，也是在帮助自己保持肝经的舒通，用善的能量去转化更多负面能量。

加强肝经舒展的阴瑜伽体式

- 蝴蝶式。
- 蹲坐式。
- 青蛙式。

- 展翅龙式。
- 十趾互扣。
- 所有能够按摩胸、腹、盆腔各脏器的体式。

古老的中医之于十二经络，如同瑜伽之于阿育吠陀一样，都是顺应自然时序的"天生天养"的身心保健方式。身心的调养修行，往往就是在容易忽略的生活日常中，"好好吃饭、好好睡觉、好好上厕所"，在生活的大小事中，用心身体力行，锻炼健康的身体，帮助我们保有一颗开朗、平静的心。而开朗、平静的心，又能让我们在生活中做出更适当的选择，让生命随着自然的节律流动。阴阳平衡，身心平衡，就是最棒的瑜伽练习！

肌筋膜经线介绍

以前科技不够发达时，人们认为筋膜只不过是分隔肌肉和固定体内不同组织器官的"填充物"，而近代的解剖学发现筋膜不只是"包装及填充"身体空间那么简单。以前的肌肉骨骼系统概念忽视了筋膜的重要性，最新的研究发现，筋膜在身体当中有一定的连续性及方向性，形成所谓的"肌筋膜经线"。

托马斯·迈尔斯（Thomas Myers）在《解剖列车》一书中整理出的八大肌筋膜经线，有别于以往用主动肌、协同肌、拮抗肌及稳定肌来分类简化关节活动的过程，这些包覆穿行全身的"肌筋膜经线"，让我们能用更科学的方式理解身体真实的活动机制。

即使一个微小的动作，也并非单单只靠一块肌肉或一组肌群就能完成，而是牵一发而动全身，是靠这些经线之间的稳定张力与共同协调合作完成的。研究发现，这些肌筋膜经线有很大部分和中医十二经络的路线有所重叠或类似！

现代研究证实，筋膜等结缔组织是传递内在各种能量的路径，例如水分、营养的传导，还有力的传导以及情绪能量的传导。很多人都经历过，当我们愤怒或情绪激昂时，身体会不自觉紧绷起来。因为在这些情绪之下，身体自然分泌出的某些物质会

肌筋膜经线	对应中医十二经络路线	伸展肌筋膜经线的阴瑜伽体式
浅背线	膀胱经	前弯系列体式
浅前线	胃经	后弯系列体式
螺旋线	胃经、膀胱经	扭转系列体式
功能线	膀胱经、肾经	前、后弯及扭转系列体式
侧线	胆经	侧弯系列体式
深/浅前臂线	肺经、心经、心包经	上肢舒展系列体式
深/浅背臂线	大肠经、小肠经、三焦经	上肢舒展系列体式
深前线（未列入图示中）	肝经、肾经	开髋系列体式

让身体筋膜收缩，而这些能量的传导都是影响整体肌筋膜经线的弹性、张力及滑动性的因素，换句话说，肌筋膜经线的状态和十二经络一样，都和我们的饮食、睡眠休息、运动以及情绪密切相关。

肌筋膜均匀张力空间（能量流动空间）的维持，都来自于适当的活动。适当的活动会在肌肉及筋膜组织间造成微创（极小的撕裂）的空间，而在人体自愈修复之后，肌肉及筋膜因而变得更有弹性空间！在活动之中施加适度的压力让不同组织形成适度的微创空间，搭配适当的锻炼时间间隔与充分

的放松休息，以及水分、营养的补充，能让组织有良好的修复，变得更健康、强壮！

阴阳并重的瑜伽体式练习，能帮助我们更全面地感受整体张力平衡，通过阳瑜伽多锻炼肌肉力量，通过阴瑜伽多舒展筋膜及深度的关节活动空间，并将觉察力更深入地延伸进生活中的每个层面，创造生命更深层的转化及连接。

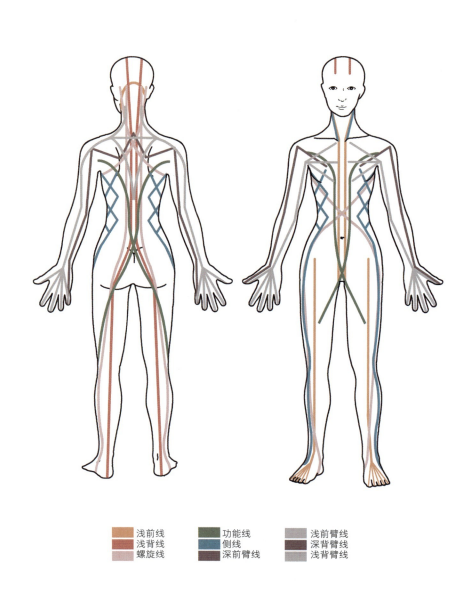

■ 浅前线	■ 功能线	■ 浅前臂线
■ 浅背线	■ 侧线	■ 深背臂线
■ 螺旋线	■ 深前臂线	■ 浅背臂线

阴瑜伽
练习序列

除了通过单一阴瑜伽体式加强局部按摩之外，如果有足够的时间，可安排更完整的体式序列练习，针对全身或特定区域做更全面的观察及照料。

下面设计了4大主题，一共12个不同的序列，各序列的练习时间约为60分钟，每个体式以及建议停留时间（不含进入体式前的预备以及体式前后的反向平衡观察时间），请按照实际练习情况，自由增减动作及停留时间。

◐全身平衡

针对全身各部位整体平衡的观察，动作可以从上到下（从头到脚），或从下到上（从脚到头），也可以从身体的枢纽骨盆开始，再向下伸展髋部及双腿，向上舒展脊椎与肩膀、手臂，请灵活运用以下列表，按照不同的顺序练习序列中的体式，会有不同的感受及效果。

全身平衡	序列 1	序列 2	序列 3
热身	◆ 牛猫式5回 ◆ 老虎式左右各5回	◆ 脊椎旋转式左右各5回 ◆ 髋部旋转式左右各5回	◆ 女神式5回 ◆ 人体摩天轮左右各5回
肩膀、手臂	◆ 老鹰手+散盘坐姿前弯左右各3分钟	◆ 牛面手+婴儿式前弯左右各3分钟	◆ 肩胸开展扭转式左右各3分钟
脊椎	◆ 婴儿式3分钟 +右侧弯2分钟 +左侧弯2分钟 ◆ 狮身人面式4分钟 ◆ 躺姿扭转式左右各3分钟	◆ 香蕉式左右各3分钟 ◆ 融心式4分钟 ◆ 大猫式左右各3分钟	◆ 鞋带式预备坐姿 ◆ +右侧弯2分钟 ◆ +左侧弯2分钟 ◆ 辅助鱼式5分钟 ◆ 蜗牛式3分钟
骨盆	◆ 辅助桥式5分钟	◆ 蝴蝶式5分钟	◆ 蹲坐式4分钟

续表

全身平衡	序列 1	序列 2	序列 3
髋部	◆ 展翅龙式 左右各3分钟	◆ 蜻蜓式5分钟 ◆ 快乐婴儿式4分钟	◆ 青蛙式5分钟 ◆ 鞋带式 左右各3分钟
双腿	◆ 毛毛虫式4分钟	◆ 悬垂式4分钟	◆ 马鞍式5分钟
	大休息	◆ 大休息	◆ 大休息

◗脊椎、肩、胸舒展

加强脊椎及肩胸区域按摩，主要针对脊椎四大方向的活动，包含屈曲（前弯）、伸展（后弯）、侧弯及扭转，请灵活运用以下列表，按照不同的顺序练习序列中的体式，会有不同的感受及效果。

脊椎肩胸舒展	序列 1	序列 2	序列 3
热身	◆ 坐姿侧弯流动5回 ◆ 牛猫式5回	◆ 散盘牛猫式5回 ◆ 脊椎旋转式 左右各5回	◆ 桥式流动5回 ◆ 左右滚背5回 +前后滚背5回
屈曲 （前弯）	◆ 半蝴蝶式 左右各3分钟 ◆ 毛毛虫式4分钟	◆ 半鞋带式+牛面手 左右各4分钟 ◆ 蝴蝶式5分钟	◆ 半英雄坐姿前弯 左右各3分钟 ◆ 蜻蜓式4分钟
伸展 （后弯）	◆ 辅助鱼式4分钟 ◆ 融心式3分钟	◆ 天鹅式 左右各3分钟	◆ 狮身人面式5分钟 ◆ 肩胸开展4分钟 ◆ 手蜻蜓式 左右各2分钟
侧弯	◆ 散盘坐姿+右侧颈部舒展2分钟 ◆ 右侧身伸展3分钟 ◆ 散盘换脚+左侧颈部舒展2分钟 ◆ 左侧身伸展3分钟	◆ 睡天鹅+侧伸展 左右各4分钟	◆ 香蕉式 左右各3分钟
扭转	◆ 坐姿扭转头碰膝式 左右各4分钟	◆ 雨刷扭转式 左右各4分钟	◆ 猫拉尾扭转式 左右各3分钟
	◆ 大休息式	◆ 大休息式	◆ 大休息式

◖髋部、双腿舒展

针对髋部及双腿加强按摩，每个序列中主要有髋关节六大方向的活动，包含屈曲、伸展、内收、外展、内旋及外旋，可按照身体感受自由调整各序列当中体式练习的顺序。请灵活运用以下列表，按照不同顺序练习序列中的体式，会有不同的感受及效果。

髋部双腿舒展	序列 1	序列 2	序列 3
热身	◆ 髋部旋转式左右各5回 ◆ 女神式5回	◆ 蛙脚松髋式内外各10回 ◆ 腿部摩天轮式左右各5回	◆ 老虎式左右各5回 ◆ 坐姿雨刷式左右各5回
屈曲	◆ 半蝴蝶式左右各4分钟	◆ 鞠躬龙式左右各4分钟	◆ 半英雄坐姿前弯左右各4分钟
伸展	◆ 高飞龙式左右各4分钟	◆ 半马鞍式左右各4分钟	◆ 马鞍式6分钟
内旋	◆ 鹿式左右各5分钟		
外旋		◆ 睡天鹅式左右各5分钟	◆ 方块式左右各4分钟
内收	◆ 鞋带式左右各4分钟	◆ 香蕉式左右各4分钟	◆ 猫拉尾扭转式左右各4分钟
外展	◆ 蜻蜓式6分钟	◆ 青蛙式6分钟	◆ 半蜻蜓式左右各5分钟
	◆ 大休息式	◆ 大休息式	◆ 大休息式

◖十二经络舒展

十二经络的路线，是一个全身完整循环的网络，每条经络除了可以通过特定阴瑜伽体式加强按摩之外，也可以通过体式序列的安排，将十二经络的路线用体式串联成全身完整循环的练习。十二经络都通过身体躯干，并且两两成对，互为表里，前两条先循经手臂，后两条就循经双腿，以此完整绕行全身各处。请灵活运用以下列表，按照不同的顺序练习序列中的体式，会有不同的感受及效果。

序列 1 肺经 · 大肠经 · 胃经 · 脾经	序列 2 心经 · 小肠经 · 膀胱经 · 肾经	序列 3 心包经 · 三焦经 · 胆经 · 肝经
◆ 牛猫式5回 ◆ 老虎式左右各5回	◆ 指尖点肩手肘画圆旋转向内外各5回 ◆ 人体摩天轮式左右各5回	◆ 蛙脚松髋式向内外各5回 ◆ 坐姿雨刷式5回
肺经: ◆ 肩胸开展扭转式左右各3分钟	心经: ◆ 肩胸开展4分钟	心包经+三焦经: ◆ 手掌指伸展4分钟 +手掌腕伸展4分钟
大肠经: ◆ 颈部舒展左右各3分钟	小肠经: ◆ 大猫式左右各3分钟	心包经: ◆ 狮身人面式5分钟
肺经+大肠经: ◆ 婴儿式+牛面手左右各3分钟	心经: ◆ 融心式4分钟	三焦经: ◆ 手蜻蜓式左右各3分钟
胃经: ◆ 低飞龙式+扭转左右各4分钟	膀胱经: ◆ 半蝴蝶式左右各4分钟	三焦经+胆经: ◆ 雨刷扭转式左右各4分钟
脾经: ◆ 马鞍式4分钟	肾经: ◆ 蜻蜓式4分钟	胆经: ◆ 香蕉式左右各4分钟
胃经+脾经: ◆ 天鹅式左右各3分钟 ◆ 辅助桥式4分钟	小肠+肾经: ◆ 坐姿扭转头碰膝式左右各4分钟	肝经: ◆ 蝴蝶式+十趾互扣5分钟
	肾经+膀胱经: ◆ 鞠躬龙式左右各3分钟	
◆ 大休息式	◆ 大休息式	◆ 大休息式

感谢身体能为我们做到的,
也尊重身体无法到达的极限。
也祈愿瑜伽的练习,
能够让我们保持觉知与智慧,
去分辨这两者的不同。

◐结束语：吃喝拉撒都是瑜伽

曾有位瑜伽大师说过："好好的吃喝拉撒睡，就是最好的瑜伽练习"，如同中医十二经络的生命智慧，当我们能顺应自然时序与身体内在小宇宙的运行，在好好吃饭、好好睡觉、好好活动身心的正念生活中，就能回归最自然、和谐的生命节奏，活出优美的生命乐章。

动物都是正念大师！它们都有规律的作息，专心吃饭、专心大小便、专心玩耍、专心睡觉、专心发呆、专心等待，它们的爱总是简单而深刻。反观我们人类，常常在过多的思虑及欲望当中"失念"而不是"正念"，造成现代人各种身心失调的症状，皆源自于没有好好地吃喝拉撒睡。这些看似简单却饱含生命智慧，如何尊重生命，觉察身体的需要，好好安排生活作息，觉察内心的需要，要适时排解情绪垃圾，并从照顾自身开始生出更多的同理心及慈悲心，尊重所有生命的需要。练习保持平衡与和谐，因为任何事情做得太多或太少都会失去平衡，适当的压力能让身心进步成长，维持健康；全无压力会让人身心散漫或萎缩；过多的压力会让人精神衰弱、提早老化。如何让自己保持积极的平衡与和谐，是一辈子需要进行的练习。

然而，忙碌的生活中，有时"正念的分心"是必要的，"意识到自己正在分心"就是很棒的正念，人生宝贵的时间中，总是会有需要同时做两三件事或更多事情的时候。所谓"有觉察的分心"指的是可以一心多用，就如同我在瑜伽教学引导的过程，嘴巴说着大脑中安排的口令，眼观四面看着每位学生的动作，耳听呼吸的和谐流动，双手适当调整体式，引领学生探索稳定、舒适的内在空间；或是开车的时候，除了眼观四面，耳听八方（包括警示的喇叭声、交通指挥甚至广播等），同时双手灵活转动方向盘，搭配脚下控制油门及刹车；或是右手翻书阅读，左手帮猫按摩等，在身心合一的每个当下，感觉能量完整扩张，就能活出生命的深度和广度。

索引（按拼音A～Z排序）